Herausforderung Demenz

# Interdisziplinärer Dialog –
# Ethik im Gesundheitswesen

Herausgegeben von

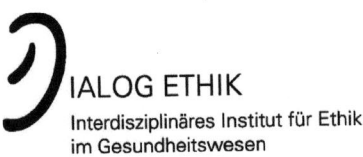
IALOG ETHIK
Interdisziplinäres Institut für Ethik
im Gesundheitswesen

Band 9

PETER LANG
Bern · Berlin · Bruxelles · Frankfurt am Main · New York · Oxford · Wien

Markus Christen, Corinna Osman &
Ruth Baumann-Hölzle (Hrsg.)

# Herausforderung Demenz

Spannungsfelder und Dilemmata
in der Betreuung demenzkranker Menschen

PETER LANG
Bern · Berlin · Bruxelles · Frankfurt am Main · New York · Oxford · Wien

Bibliografische Information Der Deutschen Nationalbibliothek
Die Deutsche Nationalbibliothek verzeichnet diese Publikation in der
Deutschen Nationalbibliografie; detaillierte bibliografische Daten sind
im Internet über ‹http://dnb.d-nb.de› abrufbar.

ISBN 978-3-0343-0379-8
ISSN 1424-6449

© Peter Lang AG, Internationaler Verlag der Wissenschaften, 2010
Hochfeldstrasse 32, CH-3012 Bern
info@peterlang.com, www.peterlang.com, www.peterlang.net

Alle Rechte vorbehalten.
Das Werk einschliesslich aller seiner Teile ist urheberrechtlich geschützt.
Jede Verwertung ausserhalb der engen Grenzen des Urheberrechtsgesetzes
ist ohne Zustimmung des Verlages unzulässig und strafbar. Das gilt
insbesondere für Vervielfältigungen, Übersetzungen, Mikroverfilmungen und
die Einspeicherung und Verarbeitung in elektronischen Systemen.

Printed in Germany

# Inhaltsverzeichnis

Vorwort . . . . . . . . . . . . . . . . . . . . . . . . . . . . . . . . . . . . . . . . . 7

Einführung: Vielfältige Perspektiven
auf das Phänomen Demenz
Markus Christen . . . . . . . . . . . . . . . . . . . . . . . . . . . . . . . . . . 9

## Teil 1: Demenz: medizinische und ethische Grundlagen

Demenz: Medizinische Fakten
zu einem komplexen Problem
Ivana Radman . . . . . . . . . . . . . . . . . . . . . . . . . . . . . . . . . . . 17

Alzheimer-Demenz: Perspektiven
einer integrativen Demenz-Ethik
Verena Wetzstein . . . . . . . . . . . . . . . . . . . . . . . . . . . . . . . . 53

Ethische Dilemmas bei neurodegenerativen Krankheiten:
Respektierung von Patienten
mit schwindender Autonomiefähigkeit
Agnieszka Jaworska . . . . . . . . . . . . . . . . . . . . . . . . . . . . . . 71

## Teil 2: Umgang mit Demenz
## im medizinischen und pflegerischen Alltag

Möglichkeiten, Nutzen und Grenzen
medizinischer Behandlungen bei Demenz
Roland Kunz . . . . . . . . . . . . . . . . . . . . . . . . . . . . . . . . . . . . 99

Demenzkranke Menschen im Heim pflegen:
Handeln zwischen widersprüchlichen Werten
Giovanna Jenni . . . . . . . . . . . . . . . . . . . . . . . . . . . . . . . . . 115

Demenz und Urteilsfähigkeit:
Wie urteilsfähig ist der Mensch mit Demenz?
Jacqueline Minder .................................... 127

Ethische Fragen bei der Betreuung demenzkranker Menschen
Jean-Luc Moreau ..................................... 139

Interdisziplinäre Zusammenarbeit:
Der Weg aus dem Dilemma?
Regula Schmitt-Mannhart & Heidi Rusnak ................ 151

Partizipative Erforschung der Lebensqualität
bei Demenz: Der Runde Tisch Science et Cité
zum Thema Demenz
Caroline Moor, Rosmarie Waldner, Hans Rudolf Schelling ..... 163

Umgang mit Suizidwünschen bei Menschen
mit Demenz: Ein Forderungskatalog
Schweizerische Alzheimervereinigung .................... 179

Das Angebot der ALZ Zürich
Miriam Sticher-Levi & Jutta Stahl ...................... 187

Info-Blätter zum Thema Demenz
Schweizerische Alzheimervereinigung .................... 193

Autorinnen und Autoren .............................. 197

# Vorwort

Herausforderung Demenz – Spannungsfelder und Dilemmata in der Betreuung demenzkranker Menschen. Der Titel dieses Buches bringt auf den Punkt, was Demenz für alle Betroffenen – Ärzte, Pflegende, Therapeutinnen, Angehörige und den Patienten selbst – bedeutet: eine grosse Herausforderung, verbunden mit vielen Spannungsfeldern und Dilemmasituationen.

Für die Angehörigen ist es schwierig und oft sehr belastend, die Veränderungen des ihnen einst so vertrauten Menschen zu verarbeiten und mit diesen umzugehen. Auch der Patient sieht sich mit diesen Schwierigkeiten konfrontiert – zumindest solange, als er sich den Veränderungen, die sein Selbst betreffen, noch bewusst ist. Von den Betreuenden wiederum verlangt der Umgang mit demenzkranken Menschen fachlich und menschlich sehr viel. So kommen alle Betroffenen immer wieder an einen Punkt, wo sie nicht weiter wissen – trotz Fachwissen, sorgfältiger Abklärungen und vieler Gespräche.

Nicht einfach für Betroffene und Angehörige ist auch der gesellschaftliche Kontext. Demenz ist für viele ältere Menschen ein Schreckgespenst. Ein demenzkranker Mensch ist der Inbegriff einer Umkehrung der Leitwerte unserer leistungsorientierten Gesellschaft, denn er ist in seinen elementaren Lebensvollzügen praktisch vollständig abhängig von Anderen.

Um die Vielfalt an Fragen und Problemen zu besprechen, die durch Demenz aufgeworfen werden, fand im Jahr 2006 eine Tagung mit dem Titel „Herausforderung Demenz" statt. An dieser wurden einerseits fachliche Aspekte aus Medizin und Pflege in der Betreuung demenzkranker Menschen thematisiert. Andererseits wurde das weite Feld ethischer, seelsorgerischer und psychologischer Fragen und Dilemmasituationen beleuchtet, die sich bei der Betreuung der betroffenen Menschen selbst wie auch in der Begleitung ihrer Angehörigen ergeben.

Das vorliegende Buch schliesst an diese Tagung an und fasst die dort von den Referenten besprochenen Themen in Fachbeiträge, die sich vorab im zweiten Teil des Buches wiederfinden. Diese Beiträge wurden einerseits ergänzt mit vertiefenden theoretischen Texten – sowohl hinsichtlich medizinischer als auch ethischer Aspekte von Demenz. Andererseits haben wir die ersten Resultate einer Studie über die Erforschung der Lebensqualität von Demenzkranken in den Band aufgenommen, die von der Stiftung Science et Cité unterstützt wurde. Praktische Informationen der Schweizerischen Alzheimervereinigung ergänzen den Band. An dieser Stelle danken wir der Alzheimervereinigung herzlich für einen Beitrag an die Kosten für die Drucklegung dieses Bandes.

Wir hoffen, mit dieser Publikation einen Beitrag zur fachlichen Auseinandersetzung ebenso wie zur Reflektion von Erfahrungen und unterschiedlichen Perspektiven beim Umgang mit Demenz leisten zu können.

Für die Herausgeber:
Corinna Osman, Dialog Ethik
Zürich, 19. Juni 2009

# Einführung: Vielfältige Perspektiven auf das Phänomen Demenz

Markus Christen

Das Menschsein in der Moderne ist in einem bisher wohl nicht gekannten Masse an das Gehirn gebunden. Entsprechend sind Erkrankungen des Gehirns für den modernen Menschen die wohl unheimlichsten Störungen, betreffen sie doch jenes Organ, an das unser Selbst unentrinnbar gekoppelt ist. Gleichzeitig sind Hirnerkrankungen ausserordentlich komplexe medizinische Phänomene, deren Ursachen schwierig zu entschlüsseln sind. So sind auch heute – in einer Zeit, in der die Hirnforschung regelmässig mit neuen Erkenntnissen aufwartet – die weitaus meisten Hirnkrankheiten nicht heilbar. Vielmehr muss man beispielsweise bei einem Hirnschlag auf die Selbstheilungskraft des Gehirns – man spricht von neuronaler Plastizität – vertrauen, die man therapeutisch unterstützen kann.

Doch viele Hirnkrankheiten nehmen einen Verlauf, der sich vielleicht etwas verlangsamen, aber weder stoppen oder gar umkehren lässt. Solche neurodegenerativen Krankheiten gehen einher mit einem voranschreitenden Verlust an Funktionsfähigkeit und Zellsubstanz im Gehirn und bedeuten für den Betroffenen eine tiefgreifende Veränderung seines Selbst. Demenzielle Erkrankungen gehören zu diesem Typus. Sie sind an Abbauprozesse im Gehirn gebunden, die man nur langsam versteht, in manchen Fällen auch erst spät im Krankheitsverlauf überhaupt nachweisen kann. Dennoch wäre es falsch, Demenz ausschliesslich als eine „Hirnkrankheit" anzusehen. Die damit einhergehenden Veränderungen bei der betroffenen Person vollziehen sich in einem sozialen Raum, und die weitaus meisten therapeutischen und pflegerischen Strategien betreffen die Gestaltung dieses Raumes, zumal der medizinisch-pharmakologische Spielraum begrenzt ist. Demenz verändert Persönlichkeiten und deren Autonomiefähigkeit und stellt das soziale Umfeld auf eine harte Probe. Entsprechend erschöpft sich die Behandlung der Thematik

Demenz nicht auf hirnphysiologische Aspekte – es geht um den Umgang mit dem ganzen, sich verändernden Menschen.

## Die Zunahme der Demenz

Die gesellschaftliche Debatte verweist gerne auf die in Zukunft zu erwartende Zunahme dementer Personen. Diese Prognose stützt sich auf zweierlei Aspekte: Zum einen ist diese Zunahme paradoxerweise ein Nebeneffekt des medizinischen Fortschritts: Mehr und mehr ist die Medizin in der Lage, Schäden an der „Mechanik des Körpers" – seien dies nun Infektionskrankheiten oder Herz-Kreislauf-Probleme – zu beheben. So erhöht sich die Wahrscheinlichkeit, dass das weitaus komplexeste menschliche Organ, das Gehirn, als erstes irreparabel versagt. Die absolute Zahl demenzkranker Menschen war früher unter anderem deshalb tiefer, weil viel weniger Menschen das Alter erreichten, in dem degenerative Prozesse im Gehirn sich negativ auf das Leben und den Alltag der Betroffenen auswirken konnten. Zum anderen bestimmt heute ein geändertes Bild des Alterns unsere Gesellschaft: In früheren Zeiten war der körperliche und geistige Zerfall des Menschen eine gleichsam natürliche Begleiterscheinung des Älterwerdens. Demenz ist in diesem Bild schlicht eine Variante des Alterns, die sich nur graduell von anderen unterscheidet. Heute aber ist Alter in bestmöglichster Gesundheit das Ziel – und Zerfallsprozesse jegwelcher Art werden mit allen Mitteln der modernen Medizin, mit Sport im Alter, mit Wellness-Angeboten und mit was auch immer bekämpft. Jene Zerfallsprozesse, gegen die kein Kraut gewachsen ist, werden dann zu einer existenziellen Bedrohung dieses neuen Bildes des Alters. Wird dann noch der finanzielle Aspekt mit in Betracht gezogen – denn die würdevolle Pflege demenzkranker Menschen ist teuer – verdichtet sich die Vorstellung, dass Demenzerkrankungen eine zentrale medizinische Herausforderung für die künftige Gesellschaft sind.

# Medizinische und ethische Grundlagen

Dieses Buch will das Spektrum dieser Herausforderungen darlegen – dies mit Fokus auf den Umgang mit Demenzkranken im Heim. Die Beiträge der Autorinnen und Autoren gliedern sich dabei in zwei Teile: Im ersten Teil werden medizinische und ethische Grundlagen zur Demenz besprochen, während im zweiten Teil der Umgang mit Demenz im Alltag von Medizin und Pflege thematisiert wird. Die Ärztin Ivana Radman gibt eine umfassende Einführung in die medizinischen Aspekte der Demenz. Sie beleuchtet den Demenzbegriff selbst, der ein Überbegriff von etwa 55 Varianten demenzieller Erkrankungen ist. Sie präsentiert die wichtigsten Formen von Demenz mit Schwerpunkt auf der Alzheimer-Erkrankung. Hierzu wird dann auch der Stand der Forschung über Ursachen der Alzheimer-Demenz dargelegt und ihre Diagnose und Behandlungsmöglichkeiten vorgestellt.

Die beiden anderen Grundlagentexte fokussieren ethische Aspekte der Alzheimer-Demenz. Die deutsche Medizinethikerin Verena Wetzstein untersucht, inwieweit die heutige Debatte über Alzheimer von reduktionistischen Menschenbildern geprägt ist und welche Auswirkungen dies auf den Umgang mit Demenzkranken haben kann. Um den damit einhergehenden Gefahren für den respektvollen Umgang mit dementen Menschen begegnen zu können, formuliert sie mehrere Prinzipien einer sogenannten „integrativen Demenz-Ethik". Die amerikanische Bioethikerin Agnieszka Jaworska wiederum untersucht ein zentrales ethisches Problem, das im Fall demenzieller Erkrankungen auftritt: der Konflikt zwischen früheren Wertvorstellungen des Patienten und seinen aktualen Wünschen. In der Medizinethik wird hierzu oft argumentiert, dass Alzheimerpatienten zu einer umfassenden Beurteilung des eigenen Lebens nicht mehr befähigt seien und demnach die früheren Werte der Patienten den Ausschlag bei solchen Dilemmas geben sollten. Ihr Beitrag plädiert für eine alternative Sicht auf dieses Problem, indem der Blick auf die Autonomiefähigkeiten der Betroffenen unter Einbezug von neurowissenschaftlichen Erkenntnissen geschärft wird. Gemäss Jaworska bildet die Fähigkeit zur Wertschätzung den Kern der Autonomie und damit auch die Basis für die Respektierung der Wünsche demenzkranker Menschen.

# Umgang mit Demenz im Alltag

Die Texte des zweiten Teils fokussieren Aspekte, die beim medizinischen und pflegerischen Umgang mit dementen Menschen bedeutsam sind. Der Arzt Roland Kunz untersucht die Frage, wie Möglichkeiten und Grenzen medizinischer Behandlungen bei fortgeschrittenen Phasen von Demenz beurteilt werden können – sowohl in medizinischer als auch ethischer Hinsicht. Die Pflegefachfrau Giovanna Jenni beleuchtet die ethischen Dilemmas, die sich den Pflegenden beim Umgang mit dementen Menschen stellen. Sie untersucht insbesondere, welche Faktoren das „gute pflegerische Handeln" fördern und welche diesem entgegenwirken.

Die Psychiaterin und Psychotherapeutin Jacqueline Minder thematisiert ein zentrales ethisches wie praktisches Problem: Wie urteilsfähig sind Menschen mit einer Demenz? Anhand mehrerer Fallbeispiele zeigt sie, wie unter Einbezug der Angehörigen und der Biografie der Betroffenen ein differenzierteres Bild von deren Urteilsfähigkeit gezeichnet werden kann. Der Mediziner Jean-Luc Moreau befasst sich dann mit praktischen Problemen, die etwa bei der Heimeinweisung einer dementen Person auftreten können. Er untersucht dabei insbesondere die Frage, wann ein Handeln gegen den Patientenwillen gerechtfertigt sein kann. Die Ärztin Regula Schmitt-Mannhart und die Pflegefachfrau Hedi Rusak schliesslich stellen sich die Frage, wie die im Heim am Umgang mit Dementen beteiligten Disziplinen optimal zusammenarbeiten können, um Dilemmasituationen zum Wohle aller Betroffenen zu lösen.

Der Forschungsbedarf bei Demenz betrifft nicht nur die Untersuchung ihrer neurobiologischen Ursachen, sondern auch die Frage, wie man Demenzkranke optimal pflegen und deren Lebensqualität verbessern kann. Der Runde Tisch Science et Cité hat dazu einen innovativen Ansatz zum Design eines solchen Forschungsprojektes gewählt, bei dem Forschende und Angehörige gemeinsam das Projekt ausgestalten. Die Gerontopsychologin Caroline Moor, die Wissenschaftsjournalistin Rosmarie Waldner und der Sozialwissenschaftler Hans Rudolf Schelling beschreiben in ihrem Beitrag, wie eine solche partizipative Erforschung der Lebensqualität bei Demenz vonstatten geht. Ein kurzer Text der Schweizerischen Alzheimervereinigung thematisiert dann ein Problem, das bei Demenz eine besondere Schärfe erhält: die Suizidbeihilfe. Demente Menschen, vorab in der Anfangsphase ihrer Krankheit, äussern oft den Wunsch, nicht mehr leben zu wollen. Ethische Leitlinien zum Umgang mit diesem Wunsch werden in einem Forderungskatalog der Alzheimervereinigung dargelegt. Miriam Sticher-Levi und Jutta Stahl präsentieren schliesslich das Angebot der Schweizerischen Alzheimervereinigung, die Betroffenen und Angehörigen Hilfestellung beim Umgang mit Demenz gibt. Ergänzt wird diese Präsentation mit einer Liste von Info-Blättern zum Thema Demenz, die auf der Website der Schweizerischen Alzheimervereinigung zugänglich sind.

Insgesamt gibt so der vorliegende neunte Band der Reihe „Interdisziplinärer Dialog – Ethik im Gesundheitswesen" einen breiten Einblick in Möglichkeiten und Strategien, wie mit dem Phänomen Demenz auf ethisch und medizinisch verantwortliche Weise umgegangen werden kann.

*Teil 1:*
*Demenz: medizinische und ethische Grundlagen*

# Demenz: Medizinische Fakten zu einem komplexen Problem

Ivana Radman

*Geglückte Kommunikation im Umgang mit demenzbetroffenen Menschen ist nur möglich, wenn die Umgebung das Verhalten der Betroffenen richtig beurteilen kann. Die Symptome und Ursachen demenzieller Erkrankungen müssen bekannt sein, damit die Pflegenden und Betreuenden aus oft fragmentarisch geäusserten Erlebnissen und Erfahrungen des Betroffenen sein Verhalten und seine Bedürfnisse verstehen und im Rahmen der Möglichkeiten gerecht werden können. Auch für den Haus- und Heimarzt sind Demenzabklärung, Demenzverlauf und Demenztherapie, insbesondere die Pharmakotherapie bei Verhaltensstörungen demenzbetroffener Patienten, zu einem eigenständigen Gebiet von Diagnostik und Therapie geworden. Im Folgenden werden deshalb die wichtigsten Fakten bezüglich Diagnostik, Betreuung und Therapie von Demenzerkrankungen zusammengetragen und auf weiterführende Literatur verwiesen.*

## 1. Einführung

### 1.1 Begriff und Häufigkeit von Demenz

Der Begriff Demenz (lat. De-mens „ent-geistert") war lange Zeit mit dem negativen Image der Untherapierbarkeit und des endgültigen Abbaus von Hirnleistungsfunktionen belastet. Er erklärt aber weder die Ursache noch den Verlauf der Krankheit. Nicht jede Demenz verläuft nach demselben Muster. Je nach Ursache und Erkrankungsalter kann sich die Krankheit auch wellenförmig entwickeln oder sich teilweise oder ganz zurückbilden. Unter den verschiedenen Demenzformen gehört mehr als die Hälfte (ca. 60%) zum Typus der Alzheimer-Demenz (AD). Daneben gibt es die vaskuläre Demenz als Folge von Durchblutungsstörungen des Gehirns sowie sekundär bedingte Demenzformen als Folge von hormonellen oder Stoffwechselstörungen, Vitaminmangel, aber auch als Folge von übermässigem Alkoholkonsum oder missbräuchlicher Einnahme von Medikamenten. Die Annahme, dass Altern generell mit einer Verschlechterung der Gedächtnisfunktionen im Sinne einer Demenz einhergeht, ist falsch, zumal von den 65 bis 75 Jahre alten Menschen nur rund 7% von einer solchen betroffen sind (siehe Abbildung 1).

Prävalenz der Demenz

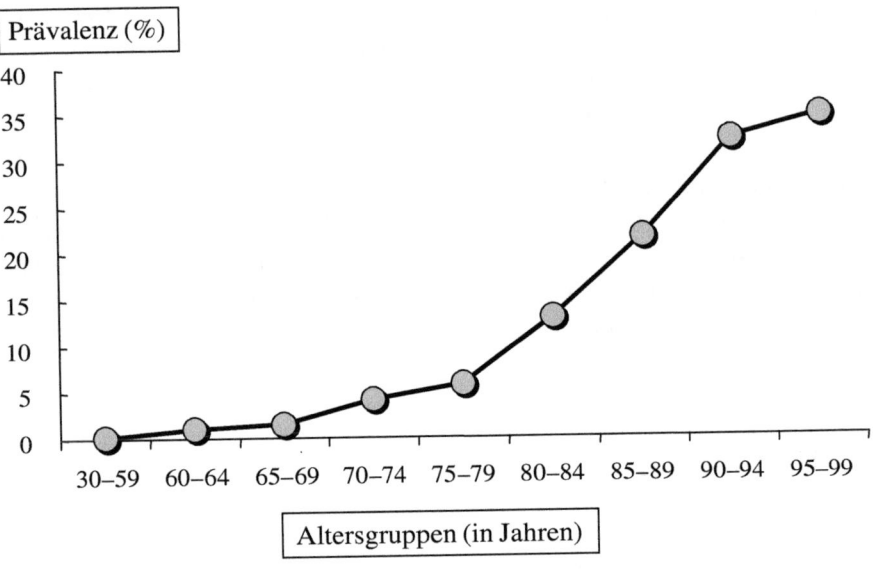

*Abbildung 1:* Häufigkeit (Prävalenz) demenzieller Erkrankungen für verschiedene Alterskategorien (nach Hofmann et al. 1991).

Das Risiko, an einer Demenz zu erkranken, steigt mit zunehmendem Alter erst nach dem 75. Lebensjahr massiv an und beträgt bei den über 90-Jährigen ca. 30–50%. Da der Anteil betagter Menschen an der Gesamtbevölkerung auf Grund der demographischen Entwicklung stark zugenommen hat, wird deshalb bereits von der „Volkskrankheit" Demenz gesprochen. Weltweit leiden zurzeit 24,3 Millionen Menschen an Alzheimer oder einer anderen Demenzform. Allein in der Schweiz leben etwa 104 000 Demenz-Patienten (Angaben der Schweizerischen Alzheimer-Vereinigung vom Mai 2009). Im Jahr 2020 wird diese Zahl auf etwa 140 000 demenzbetroffene Menschen ansteigen, von denen rund zwei Drittel mit Unterstützung zu Hause leben können, während ein Drittel auf Pflege in Alters- und Pflegeheimen angewiesen sein wird. Demenzielle Erkrankungen sind die vierthäufigste Todesursache in den entwickelten Industrieländern. Sie verursachen für die Betroffenen und deren Angehörige schweres menschliches Leid sowie enorme Kosten für Pflege und Therapie. Deshalb stellen heute und in Zukunft Demenz-Erkrankungen eine der grössten Herausforderung für die moderne Medizin und die gesamten Versorgungssysteme dar – eine Herausforderung, die bislang nicht überwunden werden konnte.

*1.2 Demenz – Grobe Irrtümer*

Demenz ist ein Überbegriff für eine Vielzahl von Erkrankungen. Allen etwa 55 Unterformen der Demenz ist gemeinsam, dass sie zu einem Verlust der geistigen Leistungsfähigkeit führen. Demenz geht einher mit einer Abnahme der Gedächtnisleistung und der Beeinträchtigung weiterer grundlegender Funktionen des Gehirns. Die Krankheit wird ausgelöst durch fortschreitende degenerative Veränderungen im Gehirn, die mit dem Verlust von Nervenzellen einhergehen. Das hervorstehende Merkmal dieser Erkrankungen sind die Gedächtnisstörungen. Von einer Demenz kann aber erst dann gesprochen werden, wenn neben dem Gedächtnisdefizit weitere geistige Funktionen betroffen sind, wie beispielsweise das Sprachvermögen, das zweckmässige Handeln, das Wiedererkennen oder wenn die Planung und Bewältigung des Alltags nicht mehr möglich ist. Diese Störungen müssen ein Ausmass erreichen, bei dem die grundlegenden Aktivitäten des täglichen Lebens für die Betroffenen zu unüberwindbaren Hindernissen werden, wie z. B. sich anziehen, sich waschen usw.

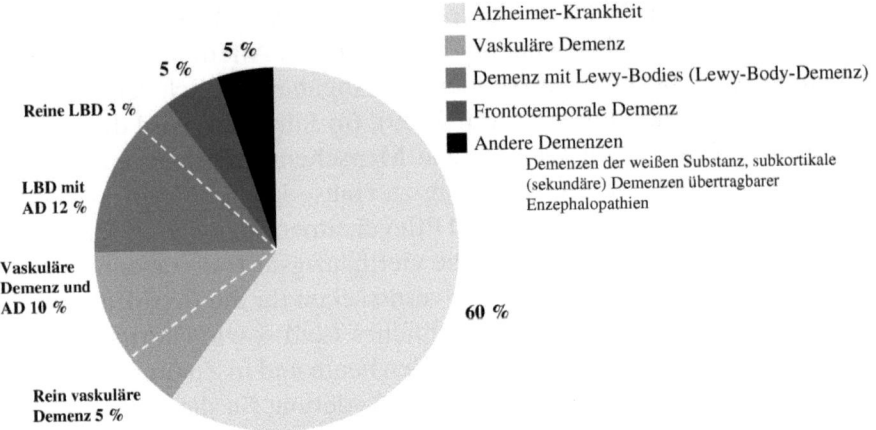

*Abbildung 2:* Die häufigsten Formen von Demenz (nach Gearing et al. 1995, Kosunen et al. 1996, Nagy et al. 1998).

Epidemiologisch ist der Hauptrisikofaktor für eine Demenz das Alter (Bickel, 2001) und – aufgrund der höheren Lebenserwartung von Frauen – Geschlechtszugehörigkeit. Die häufigste Demenzform ist die Alzheimer-Krankheit (Alzheimer-Demenz, AD), deren Ursachen trotz intensiver Bemühungen nur unzureichend bekannt sind (vgl. mit Abbildung 2). Zahlreiche Forschungsgruppen in klinischen und wissenschaftlichen Einrichtungen arbeiten unter zunehmendem Druck der Öffentlichkeit an Therapien für die AD. Diese Bemühungen haben zu einem besseren Verständnis, zu einer verbesserten klinischen Diagnostik sowie zu effektiveren, wenngleich symptomatischen Behandlungsmöglichkeiten der AD geführt. Heilende Therapien existieren zurzeit nicht. Sicher ist nur, dass krankhafte Veränderungen im Hirngewebe den Symptomen der Krankheit um Jahre vorausgehen.

Unterschiedliche Faktoren können eine sich über Jahre erstreckende Schädigung des Gehirns auslösen. So sind beispielsweise genetische Faktoren beteiligt – lokalisiert auf den Chromosomen 1, 12, 14, 19 und 21, die die Produktion wichtiger Eiweissstoffe in den Nervenzellen steuern. Alzheimer-Erkrankungen in der Familie erhöhen demnach das Risiko einer eigenen Erkrankung bis um das Dreifache. Auch frühere Kopfverletzungen sowie chronische Schädigung des Gehirns durch Bluthochdruck, Arteriosklerose und Diabetes gelten als prädisponierende Faktoren. Epidemiologische Studien haben zusätzlich die

Annahme nahe gelegt, dass Demenz und Depression wechselseitig Risikofaktoren sind: depressive Erkrankungen verdoppeln das Demenzrisiko (Ownby et al. 2006), während umgekehrt 30–50% aller Demenzkranken die Symptome einer Depression aufweisen. Geringer Bildungsgrad, sowie wenige Interessen, Sozialkontakte und Aktivitäten sollen das Demenzrisiko ebenfalls erhöhen. Diese Faktoren korrelieren mit einer geringeren kognitiven Kapazität: so zeigt sich, dass höher gebildete Menschen später erkranken, da sie aufgrund ihrer höheren Bildung eher in der Lage sind, die neuropathologischen Veränderungen im Gehirn zu kompensieren. Wahrscheinlich gibt es noch viele weitere, noch nicht bekannte Faktoren, welche die Entwicklung einer Demenz begünstigen können.

## 2. Neuropathologische Grundlagen der Alzheimer-Demenz

Schon vor über hundert Jahren (1906/07) hat erstmals Alois Alzheimer den Fall einer im Alter von 50 Jahren erkrankten Patientin publiziert, die schliesslich an einer rasch progredienten Demenz verstarb. Schon damals beschrieb er den Nervenzellenverlust sowie das Auftreten sogenannter Plaques (Ablagerungen ausserhalb der Nervenzellen) und Neurofibrillen (Ablagerungen innerhalb der Zellen) – die wichtigsten histopathologischen Merkmale dieser häufigsten Demenzform (vgl. mit Abbildung 3). Das beta-Amyloid und das Tau-Protein wurden als wesentliche Bausteine dieser Ablagerungen erst in den letzten Jahren biochemisch charakterisiert. Der fortschreitende neuronale Verlust ist ein Leitsymptom der AD (Geula & Mesulam, 1994/96). Die pathologische Neurodegeneration im Gehirn fängt 15 bis 30 Jahre vor Krankheitsausbruch an. Der pathologische Prozess betrifft vor allem die kortikalen Areale des Gehirns, was den Begriff der kortikalen Demenz suggeriert. Besonders schwer betroffen sind die cholinergen Neuronen in den kortikalen Arealen und im Hippocampus, die für die höheren geistigen Funktionen wie Gedächtnis, Sprachfähigkeit, Denkvermögen und Orientierung verantwortlich sind. Im Laufe der Erkrankung kommt es im Gehirn der Betroffenen zu einer Reduktion der cholinergen Substanzen von 30–95 %. Diese Degeneration wird als zentral für den Krankheitsprozess angesehen und korreliert mit einem schweren Verlust des Neurotransmitters (Botenstoff) Acetylcholin, obwohl auch die anderen Neurotransmittersysteme bei der Erkrankung betroffen sind (cholinerge Hypothese der AD).

β-amyloide Plaques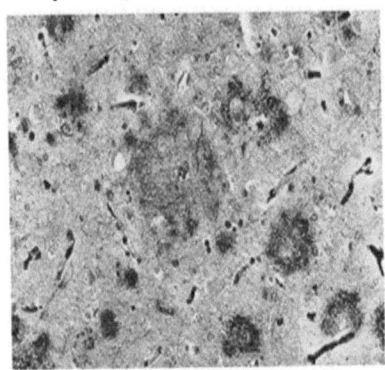

Neurofibrilläre Bündel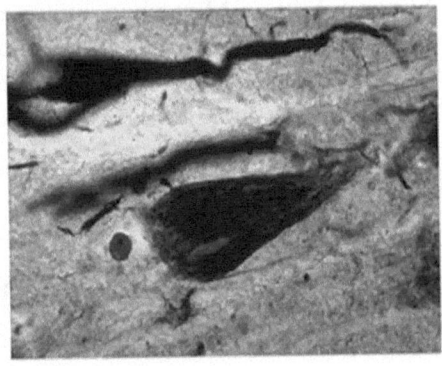

*Abbildung 3:* Das Auftreten von Plaques (links) und Neurofibrillen im Hirngewebe gilt als wichtigstes histopathologisches Merkmal der Alzheimer-Demenz.

Braak und Braak (1994) wiesen anhand sorgfältigster Untersuchung einer grossen Zahl von Gehirnen aus, dass die AD-Pathologie eine charakteristische Entwicklung durchläuft (vgl. mit Abbildung 4). Die ersten Veränderungen lassen sich in bestimmten Hirnregionen beobachten, dem sogenannten transentorhinalen Cortex. Von dort aus breiten sie sich im entorhinalen Cortex und dem Hippocampus aus, bis sie schliesslich die Grosshirnrinde (Isocortex) erreichen. Hier bilden sich zunehmend Ablagerungen von Eiweissabbauprodukten, die vom für die Nervenfunktion wichtigen Amyloid Precursor Protein (APP) stammen, sowie vom Tau-Protein (siehe unten). Vor allem die Bildung der sogenannten senilen Plaques – extrazellulären Ablagerungen aus beta-Amyloid und anderen Proteinen – wirkt sich schädlich auf die Nervenzellen aus, die schliesslich den Zelltod erleiden (Amyloid-Pathologie).

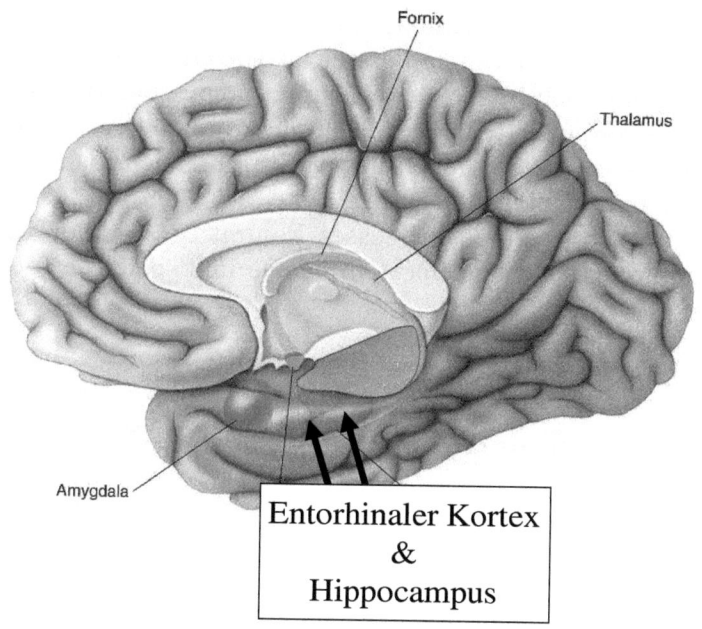

*Abbildung 4:* Die verschiedenen Hirnregionen, die im Verlauf einer Alzheimer-Demenz sequenziell betroffen werden.

Wie die Bildung der sogenannten neurofibrillären Bündel – dem zweiten histopatologischen Merkmal der AD – mit dem oben geschilderten Prozess der Amyloid-Pathologie zusammenhängt, ist nach wie vor unklar. Die neurofibrillären Bündel sind fadenartige, intrazellulären Strukturen aus verklebtem, hyperphosphoryliertem Tau-Protein, einem zellulären Transporteiweiss.

Amyloid- und Tau-Pathologie münden beide in die Zerstörung von Nervenzellen, was eine lokale Entzündungsreaktion und damit die Freisetzung toxischer Sauerstoffradikale zur Folge hat. Vermutlich ist die beta-Amyloid-Ablagerung bei den meisten Menschen das frühere Ereignis, während die Tau-Ablagerung erst später folgt. Es besteht dabei eine direkte kausale Beziehung zwischen dem Ausmass der neurodegenerativen Veränderungen und dem Schweregrad der Demenz. Vermutlich korreliert dabei die Dichte der neurofibrillären Bündel stärker mit der Schwere der Demenz als die Dichte der Amyloid-Plaques. Inwieweit beide Prozesse sich überschneiden, ist zurzeit Gegenstand intensiver Forschung (Fröhlich et al. 2002).

Das klinische Erscheinungsbild der Demenz nimmt in diesem Prozess erst relativ spät festere Formen an. Die Demenz setzt ein, wenn die Schädigung nicht mehr nur im Hippocampus und dem medialen Temporallappen auftritt, sondern sich auch in höheren isokortikalen Regionen ausbreitet, einschliesslich der präfrontalen, parietalen und superioren Temporallappen (Delacourte et al., 1999). In der Gesamtheit des fortschreitenden Prozesses kommt es zu einer Atrophie (Schrumpfung) zuerst einzelner Hirnareale und später des gesamten Gehirns.

## 3. Das Erscheinungsbild der Alzheimer-Demenz

*3.1 Allgemeines*

Die neuropathologischen Veränderungen im Gehirn eines Alzheimer-Erkrankten beginnen 15 bis 30 Jahre bevor die ersten psychiatrischen Symptome auftreten. Bis die Diagnose einer Demenz gestellt wird, vergehen oft noch weitere Jahre. Viele Betroffene realisieren ihre Gedächtnisdefizite und bemühen sich, diese zu bagatellisieren und zu überspielen. Sie leiden jedoch unter einem Verlust des Selbstwertgefühls; häufig resignieren sie und werden depressiv. Erst wenn das soziale Umfeld mit den ständigen Fehlleistungen oder schweren Verhaltensauffälligkeiten nicht mehr zurecht kommen kann, kommt es zu einer Abklärung, der Diagnosestellung und dann oft zu einer Einweisung in ein Heim.

Die Erkrankung beginnt schleichend, fast unmerklich und geht mit subtilen, aber tiefgreifenden Veränderungen im Verhalten des Betroffenen einher. Diese Veränderungen zeigen sich z. B. in leichten Gedächtnisstörungen, Interessen- und Antriebslosigkeit, Verarmung der intellektuellen Fähigkeiten und zunehmendem Nachlassen der Alltagsaktivitäten. Diese erste Phase wird oft verkannt und als Depression oder „altersbedingter Abbau" interpretiert. Im weiteren Verlauf werden die manifesten psychiatrischen Symptome aber immer offensichtlicher. Nebst Störungen der Sprache, des zweckmässigen Handelns und des Wiedererkennens nehmen Vergesslichkeit und Desorientierung laufend zu. Das Gefühlsleben beginnt zu verarmen und wird durch Ängstlichkeit, Depression und emotionale Labilität geprägt. Allmählich werden die grundlegenden Aktivitäten des täglichen Lebens, wie z.b. sich anziehen und waschen, zu unüberwindbaren Hindernissen. Das Endstadium ist durch zunehmende Pflege- und Betreuungsbedürftigkeit, durch Bettlägerigkeit und Inkontinenz geprägt. Der Tod tritt bei den meisten Betroffenen innerhalb von fünf bis zehn Jahren nach Diagnosestellung ein.

Die tiefgreifenden Veränderungen eines demenzkranken Menschen bedeuten sowohl für ihn selbst als auch für sein Umfeld eine enorme Belastung, die auf allen Seiten Hilflosigkeit, Zweifel, Schuldgefühle, Vorwürfe, Missverständnisse und Spannungen auslösen kann. Hinzu kommt, dass den Beteiligten über längere Zeit oft gar nicht bewusst wird, dass das veränderte und schwer nachvollziehbare Verhalten des Betroffenen Ausdruck einer behandlungsbedürftigen Störung ist. Die Diagnose kann deshalb für einige Patienten und deren Familien eine Erleichterung sein, da die verwirrenden Symptome nun einen Namen haben.

Insgesamt werden bei der AD drei Schlüsselsymptombereiche betroffen, die als ABC der Demenz zusammengefasst werden können: Aktivitäten des täglichen Lebens (A = Activities of Daily Living), Verhalten (B = Behavior) und Kognition (C = Cognition), wobei die Unterschiede im Hinblick auf prämorbide Persönlichkeitsstruktur, den Bildungsgrad, kulturelle Hintergründe und das Erkrankungsalter das Zustandsbild der Krankheit entscheidend mitbestimmen.

## 3.2 Kognitive Störungen (Gedächtnisstörungen)

Die kognitiven Störungen gehören zum Kerndefizit einer Demenz und sind ihr wichtigstes Merkmal. Bei der Alzheimer-Krankheit betreffen sie alle kognitiven Fähigkeiten des Menschen, wie Erinnerungs- und Urteilsvermögen, Orientierung, abstraktes Denken, Aufmerksamkeit, Konzentration und Sprache. Der Funktionsverlust vollzieht sich hierarchisch und betrifft zunächst die Funktionen in den evolutionär jüngsten Hirnregionen. Erst in fortgeschrittenen Stadien werden die gut verankerten Grundfunktionen erfasst (die sogenannte neurokognitive Retrogenesis). Diese allmählich entstehenden kognitiven Verluste spiegeln sich in den Einbussen bei der Bewältigung von Alltagsaktivitäten wider (Braak & Braak 1991, Reisberg et al. 2002). Die Störungen des Gedächtnis – also der geistigen Fähigkeit, Erfahrungen und Informationen zu behalten, zu ordnen und wieder abzurufen – sind dabei für die Betroffenen das schwierigste und schmerzlichste Symptom der Krankheit.

Für die Betreuung der Demenzkranken ist wichtig zu wissen, dass es zeitlich und inhaltlich sehr unterschiedliche Gedächtnisfunktionen gibt: Neue Informationen erreichen das Gehirn über die Sinnesorgane und werden in einem sensorischen Gedächtnis während etwa 200 bis 500 Millisekunden zwischengespeichert. Sind die eingehenden Informationen unwichtig, so werden sie „herausgefiltert" und gelangen nicht in das Kurzzeitgedächtnis.

Wird der Reiz als bedeutend wahrgenommen, wird er nach weniger als einer Sekunde an das Kurzzeit- oder Arbeitsgedächtnis weitervermittelt. Das Kurzzeitgedächtnis speichert und verarbeitet eine Information während etwa 20 Sekunden. Durch das Kurzzeitgedächtnis sind wir im Stande, neue Situationen wahrzunehmen, zu verstehen, zu verarbeiten und ständig neue Reize aufzunehmen. Auch hier werden Informationen, die sich als unwichtig herausgestellt haben, herausgefiltert. Im Langzeitgedächtnis hingegen werden alle Fähigkeiten, Erfahrungen, Fertigkeiten, Emotionen, Kategorien, Regeln, Urteile usw. gespeichert, die aus dem Kurzzeitgedächtnis übertragen wurden. Das Langzeitgedächtnis repräsentiert das Wissen eines jeden Menschen über sich selbst und die Welt, wobei verschiedene Formen unterschieden werden: Das episodische Gedächtnis speichert Ereignisse, die in räumlich-zeitlicher Beziehung zu persönlichen autobiographischen Daten stehen, wie zum Beispiel Erinnerungen an Schulabschluss, Hochzeitstag oder Urlaub. Episodische, oft mit affektiven Bewertungen „gewürzte" Erinnerungen sind die Grundlage für die Bildung abstrakter Kategorien für die Ordnung der Welt. Das semantische Gedächtnis hingegen besteht aus erlerntem Wissen und Fakten, aus Büchern oder aus der Schule sowie aus universellem Weltwissen ohne Bezug zur Autobiographie. Die semantischen Erinnerungen sind in der Regel nicht emotional gefärbt. Das prozedurale Gedächtnis ist schliesslich der Speicher für geistige und motorische Fertigkeiten und speichert Bewegungsabläufe sowie Fertigkeiten, die automatisch, ohne Nachdenken eingesetzt werden. Dazu gehören vor allem motorische Abläufe wie z. B. Fahrradfahren, Schwimmen, Tanzen und Skifahren.

Im Demenzverlauf ist zuerst das Kurzzeit- und das episodische Gedächtnis, etwas später dann auch das semantische Gedächtnis betroffen, während das prozedurale Gedächtnis und früh erlerntes semantisches Wissen noch lang erhalten bleiben und in der Betreuung und Aktivierung demenzbetroffener Menschen genutzt werden können. So bleiben die emotional gefärbten Erinnerungen an Ereignisse aus der Kindheit, in denen sich der Betroffene wohl fühlte, auch bei fortgeschrittenen Demenzstadien erhalten. Da es ohne Erinnerungen kein Ich-Bewusstsein gibt, fehlt den Betroffenen aber sonst ihre eigene Geschichte, ihr eigenes Selbst, so dass sie stets in einer Dauergegenwart leben. Für die Betreuung der Demenzbetroffenen ist es deshalb wichtig, die Kommunikation an die noch vorhandenen Gedächtnisfunktionen und Erinnerungen anzuknüpfen. Gelingt es den Pflegenden, sich an diese Möglichkeiten der Betroffenen anzupassen, können sie entscheidend zu deren Wohlbefinden und Lebensqualität beitragen.

*3.3 Verhaltenstörungen und Persönlichkeitsveränderungen*

70 bis 90% aller Betroffenen entwickeln im Verlaufe der Demenz Verhaltensstörungen und Persönlichkeitsveränderungen (Teri et al. 1988). Unter dem Begriff Verhaltensstörungen werden alle nicht-kognitiven Störungen der Demenz zusammengefasst. Von der Internationalen Gesellschaft für Gerontopsychiatrie (*International Psychogeriatric Association*, IPA) wurde diesen Störungen bei Demenz der Begriff „Behavioral and Psychological Symptoms of Dementia" (BPSD) vorgeschlagen. Darunter versteht man insbesondere psychotische Phänomene, depressive Störungen, Unruhezustände und aggressiv-disinhibiertes Verhalten. Die in Langzeitstudien ermittelten Häufigkeiten sind bei Depressionen bis zu 80%, für Wahn 20–73%, für Halluzinationen 15–49% und für Aggressivität bis zu 20% (Finkel et al. 1997). Obwohl diese Störungen die häufigste Ursache für eine Spital- oder Heimeinweisung bei Demenzpatienten darstellen, wird ihre klinische Bedeutung oft unterschätzt (Haupt & Kurz, 1993). Die Tatsache, dass diese Symptome mit biochemischen und hirnpathologischen Veränderungen zusammenhängen (Förstl et al. 1994) rechtfertigt es, sie neben den kognitiven Störungen als gleichwertig und nicht als reaktive Erscheinungen der Demenz anzusehen.

Verhaltensstörungen sind nicht nur die Folge der degenerativen Prozesse im Gehirn, sondern auch Ausdruck eines engen Wechselspiels mit psychosozialen Einflüssen, der Persönlichkeitsstruktur und den noch vorhandenen Konfliktbewältigungsstrategien. Diese Symptome belasten die Betroffenen und pflegende Angehörige stärker als kognitive Störungen und führen zu gravierenden Einbussen in der Lebensqualität. Einige Demenzformen wie die Frontotemporallappen-Demenz und die Demenz mit Lewy-Körpern (siehe Abschnitte 4.2.2 und 4.2.3) manifestieren sich mit dem frühen Auftreten der Verhaltensstörungen.

Verhaltens- und Persönlichkeitsveränderungen wie z.B. Angst, depressive Verstimmungen und Apathien lassen sich einige Jahre vor dem Krankheitsbeginn beobachten. Oft stehen Antriebsstörungen, paranoid anmutende Wahnideen, Enthemmung, Unruhe, Störungen des Schlaf-Wach-Rhythmus oder Aggressivität im Vordergrund. Bei einigen Patienten treten im mittleren Krankheitsstadium auch Schizophrenie-ähnliche Symptome auf, wie Illusionen, Halluzinationen (v.a. optische) und wahnhafte Missdeutungen. Im Spätstadium können neben Apathie auch stereotypes Verhalten auftreten wie Wandern, Schaukeln, Schreien etc. Der Zeitpunkt des Auftretens dieser Symptome, wie auch ihre Dauer ist individuell sehr unterschiedlich. Verhaltensstörungen und kognitive Störungen stehen in einem engen Wechselspiel und beeinflussen die Alltagskompetenzen des Betroffenen gleichermassen. Durch eine Reihe von therapeutischen Interventionen kann eine Verbesserung dieser Störungen erzielt werden, was einen günstigen Einfluss auf die funktionale Autonomie und die kognitiven Fähigkeiten des Betroffenen haben kann.

Die Ermittlung von Verhaltensstörungen ist eine der Hauptaufgaben der Kliniker. Die Beurteilung der Verhaltensstörungen geht über eine einfache Beschreibung des Verhaltens hinaus. Nach der ABC-Regel (Rapp et al., 1992) verlangt sie eine genaue Beurteilung der dem gestörten Verhalten vorangegangenen Ereignisse *(antencedents)*, des Verhaltens selbst *(behaviour)* sowie seiner Konsequenzen *(consequences)*. Auch die Reaktionen auf verschiedene Verhaltensweisen des Betreuers sind eine wichtige Komponente der Beurteilung. Hochgradig ausgedrückte Gefühle seitens des Betreuers sowie Kränkungen und Überforderungen des Patienten im Alltag erhöhen das Risiko, dass sich die Verhaltensstörungen entwickeln und etablieren können. Aus diesen Gründen ist vor einer medikamentösen Behandlung eine sorgfältige

Ursachenanalyse erforderlich. Das am besten geprüfte und am meisten verbreitete Instrument zur Erfassung und Quantifizierung der Verhaltensstörungen bei Demenz ist das neuropsychiatrische Inventar, NPI-D (Cummings et al., 1994). Durch Erfassung der Verhaltensstörungen mittels NPI-D kann die Häufigkeit einzelner Symptome, deren Schwere sowie das Ausmass der Belastung der Pflegenden erfasst und erkannt werden.

*3.4 Funktionelle Störungen und zunehmende Pflegebedürftigkeit*

Die Erfassung der Leistungsfähigkeiten bei Alltagsverrichtungen ist ein wichtiger Parameter sowohl für die Diagnostik wie auch den Krankheits- und Therapieverlauf. Die internationalen Richtlinien fordern als Outcome-Kriterium für die Effizienzbewertung von Antidementiva einen positiven Effekt auf die Aktivitäten des täglichen Lebens. Unter dem Begriff „Alltagsaktivitäten" werden kompetenzbezogene, für die Selbstversorgung relevante Fähigkeiten und Fertigkeiten zusammengefasst. Grundsätzlich wird von einem ähnlich uniformen Abbauverlauf bei den verschiedenen Patienten mit einer AD in den unterschiedlichen Aktivitäten des täglichen Lebens ausgegangen (Green et al., 1993). Anfänglich sind zunächst die komplexen instrumentalen Aktivitäten betroffen (Hobbys, Lesen, Reisen, soziale und gesellschaftliche Anforderungen), bis allmählich auch die Ausführung der einfacheren Alltagsverrichtungen ausbleibt (Waschen, Ankleiden, Essen etc.).

Nach Barry Reisberg, einem der führenden Alzheimerforscher in den USA, bilden sich im Verlauf der Alzheimerkrankheit nicht nur die geistigen Fähigkeiten, sondern auch alltägliche Fähigkeiten und Fertigkeiten zurück und werden in eben dem Mass abgebaut, wie sie im Kindheitsalter erworben werden. Die Fähigkeit beispielsweise, sich vollständig anzukleiden, entwickelt ein Kind ungefähr mit fünf Jahren. Bei fortgeschrittener Alzheimerkrankheit geht diese Fähigkeit zu einem ganz bestimmten Zeitpunkt wieder verloren. In beginnenden Stadien der Demenz sollten verbliebene Fähigkeiten noch unterstützt und Alltagsaktivitäten durchaus mittels Training gefördert werden. Mit der zunehmenden Demenz sollte jedoch darauf verzichtet werden, von dem Kranken eine Leistung zu erwarten, die er nicht mehr erbringen kann. Durch dauernde Konfrontation und Überforderung des Betroffenen im Alltag können Aggressionen und psychische Störungen ausgelöst werden, was die Pflegende in der Betreuung gebührend berücksichtigen müssen.

Zur Erfassung der ADLs werden verschiedene Skalen eingesetzt: Die meisten stammen aus der Tradition der Neurorehabilitation, wie z.B. der Barthel-Index oder die IADL-Skala (Instrumental Activities of Daily Living, Lawton & Brody 1969). Diesen Skalen liegt die Annahme zugrunde, dass der Handlungsspielraum bei Demenzpatienten sowohl von individueller Verhaltenskompetenz und psychologischem Wohlbefinden wie auch von subjektiv empfundener Lebensqualität, sozialen Bedingungen und Interaktionen bestimmt wird (Lawton, 1972).

## 4. Diagnose Demenz und Differentialdiagnose (Abgrenzung von anderen Diagnosen)

*4.1 Diagnose Demenz*

### 4.1.1 Alzheimer-Demenz

Die klinische Diagnose einer Demenz kann nach Überprüfung von diversen Kriterien, die im Rahmen von verschiedenen internationalen Gremien und Konsensus-Konferenzen erarbeitet und standardisiert worden sind, positiv gestellt werden. Als Basis für die klinische Diagnostik haben sich die diagnostischen Leitlinien der internationalen Klassifikation psychischer Störungen (Dilling et al. 1991) bewährt. Um die Diagnose Demenz stellen zu können, müssen gemäss ICD-10 die folgenden Kriterien erfüllt sein:

– *Kognitive Störungen:* Abnahme von Gedächtnisleistung, Urteilsfähigkeit und Denkvermögen.
– *Zusätzliche Störungen:* Aphasie, Apraxie, Agnosie, Einschränkung der räumlichen Leistungen.
– *Nicht-kognitive Symptome:* Verminderung der Affektkontrolle und Veränderung des Antriebs sowie des Sozialverhaltens.
– *Alltagsbeeinträchtigung:* Müssen vorliegen.

- *Bewusstseinsklarheit:* Vorhanden.
- *Dauer:* Kognitive Symptome seit mindestens 6 Monaten mit stetiger Verschlechterung.

Die Alzheimer-Demenz ist klinisch als Demenzsyndrom ohne Hinweise auf andere relevante Demenzursachen (siehe unten) definiert (Ausschlussdiagnose). Im diagnostischen Prozess kommt dem Hausarzt eine Schlüsselfunktion zu. Er ist derjenige, der den Verdacht auf Demenz bei seinen Patienten feststellen kann. Er kann mit der Durchführung eines einfachen Tests die Verdachtsdiagnose überprüfen und gegebenenfalls eine vertiefende fachärztliche Abklärung an einer Demenz-Beratungsstelle oder in einer Memory-Klinik in die Wege leiten. Der Arzt ist bei der Beobachtung und Erfassung von Krankheitssymptomen in hohem Masse auf die pflegenden Angehörigen oder Betreuenden angewiesen, weil sich das Verhalten und das psychische Zustandsbild demenzbetroffener Patienten rasch und häufig verändern können.

Bei Demenzverdacht, der dem Hausarzt meistens von Angehörigen des Betroffenen mitgeteilt wird, stützt sich die Diagnose nebst den vorgetragenen Beschwerden, die meist eine zunehmende subjektive und objektive Verschlechterung des Gedächtnisses beinhalten, auf die medizinische Untersuchung. Hierzu gehören die Erhebung einer gründlichen Anamnese mittels einer neuropsychologischen Testreihe, einer klinischen Untersuchung mitsamt Blutuntersuchung sowie Bildgebung zur Untersuchung des Schädels (Computertomographie oder Magnetresonanztomografie), die Aufschluss über strukturelle Veränderungen des Gehirnes aufzeigen kann. Hirnwasseruntersuchungen und genetische Bluttests werden meistens bei Patienten durchgeführt, welche schon vor dem 65. Altersjahr an Demenz erkranken und bei denen demenzielle Erkrankungen in der Familie gehäuft vorgekommen sind.

Für die Demenzabklärung beim Haus- oder Heimarzt hat sich der Minimentalstatus nach Folstein (MMST, Folstein et al., 1975) sowie der Uhrentest (Shulman et al., 1986) – das korrekte Zeichnen einer Uhr – als grobe Tests zur Bestimmung der kognitiven Fähigkeiten eingebürgert und bewährt. Der MMST nimmt bei Alzheimerkrankheit kontinuierlich ab und erlaubt in mittleren und späten Phasen der Demenz eine recht zuverlässige Bestimmung des Demenz-Schweregrades. Das Hauptproblem bei diesem Verfahren stellt die grosse Varianz der Testleistungen in der Bevölkerung dar (Reischies & Lindenberger 1996).

Aufgrund der grossen interindividuellen Unterschiede in der Testleistung ist die Unterscheidung zwischen gesund und krank anhand von Schwellenwerten in den frühen Stadien der Erkrankung schwierig. Wichtig ist, dass der Schwellenwert des MMST für die weitere Abklärung nicht bei 23, sondern bei 26 Punkten angesetzt wird. Die Ergebnisse müssen im Kontext der gesamten Untersuchungen diagnostisch verwertet werden.

Mit der Diagnose einer Demenz beginnt ein Lernprozess für alle in dieser Behandlungskette beteiligten Personen. Die Erkrankung bringt eine schwer vorstellbare Belastung für die Betroffenen und Angehörigen mit sich. Durch eine frühzeitige Diagnose und entsprechende Aufklärung haben Patient und Angehörige die Chance, sich bewusst mit der Krankheit, ihrem Verlauf und ihren Folgen auseinanderzusetzen. Eine optimale medikamentöse und psychosoziale Therapie kann in die Wege geleitet sowie längerfristige wichtige Entscheidungen können gemeinsam getroffen werden (z.B. bezüglich der Finanzen, Pflege und Sterben). Nach dem heutigen Stand des Wissens kann eine individuell abgestimmte Therapie den kognitiven Abbau mindestens vorübergehend stabilisieren oder hinauszögern und damit das Wohlbefinden und die Lebensqualität des Betroffenen und deren Angehörigen erhöhen. Diese wichtigen Therapieziele einer Demenzbehandlung dürfen nicht unterschätzt werden.

## 4.2 Differentialdiagnosen der Demenz

Bei der Differentialdiagnose geht es darum, andere – vor allem medizinisch behandelbare –Ursachen einer demenziellen Entwicklung auszuschliessen. Die Alzheimerkrankheit soll von einer leichten kognitiven Beeinträchtigung, anderen neurodegenerativen Hirnerkrankungen, der vaskulären Demenzen, von Delir, Depression, systemisch-metabolischen Erkrankungen und Arzneimittelmissbrauch abgegrenzt werden.

### 4.2.1 Leichte kognitive Beeinträchtigung (MCI)

Das MCI-Konzept (mild cognitive impairment) bietet ein sehr heterogenes Bild. Das MCI-Konzept beschreibt einen vermuteten Übergangsstatus zwischen normalem Altern und einer Demenz. Je nach Studie erfüllen 3–19% der über 65-Jährigen die Kriterien einer leichten kognitiven Beeinträchtigung (Gauthier et al. 2006). Die Betroffenen klagen über Gedächtnisstörungen, die auch von Angehörigen beobachtet werden. Diese lassen sich auch neuropsychologisch objektivieren, wobei keine Einschränkungen in der Alltagsbewältigung vorliegen und somit keine Demenzkriterien erfüllt werden. Die Betroffenen weisen ein höheres Risiko auf, innerhalb eines Jahres (ca. 15%) oder nach 5 Jahren (>50%) die Diagnosekriterien einer Demenz zu erfüllen. In diesem Stadium sollten die Möglichkeiten einer prophylaktischen Behandlung verschiedener Risikoerkrankungen optimal eingesetzt werden.

### 4.2.2 Demenz mit Lewy-Körperchen

Die Demenz mit Lewy-Körperchen (DLK) ist innerhalb der neurodegenerativen Demenz die zweithäufigste neuropathologisch diagnostizierte demenzielle Erkrankung. Die Erkrankung beginnt im Schnitt zwischen dem 60. und 68. Lebensjahr, betrifft Männer häufiger als Frauen und dauert sechs bis acht Jahre. Diese Demenzform ist neurobiologisch eng mit der AD verbunden. Es handelt sich um eine Kombination zwischen Alzheimer-Demenz und Morbus Parkinson mit charakteristischen Symptomen einer Demenz, welche die üblichen kognitiven, sozialen und alltagspraktischen Aktivitäten massiv beeinträchtigt (McKeith et al., 2005). Die Erkrankung ist charakterisiert durch fluktuierende kognitive Beeinträchtigungen, zeitweisen Bewusstseinsstörungen und luziden Intervallen, rezidivierenden, oft detaillierten optischen Halluzinationen und eine Neuroleptika-Überempfindlichkeit mit Gefahr eines malignen neuroleptischen Syndroms. Letzterer Punkt macht diese Gruppe von Demenzen klinisch bedeutsam, wobei aber moderne Medikamente eine vielversprechende Therapieform darstellen. Die Therapie sollte deshalb behutsam erfolgen. Es sollten zunächst diejenigen Symptome behandelt werden, die den Patienten und seine Umgebung am stärksten belasten.

### 4.2.3 Frontotemporale Demenzen

Diese degenerativen Demenzformen sind selten und werden – wenn überhaupt – erst mit mehrjähriger Verzögerung erkannt. Es handelt sich um eine seltene Form des fortschreitenden intellektuellen Abbaus, bei der nicht die Beeinträchtigung von Gedächtnis und Orientierungsfähigkeit im Vordergrund steht, sondern fortschreitende Veränderungen der Persönlichkeit, des Antriebs und des sozialen Verhaltens. Klinisch steht ein Frontalhirnsyndrom im Vordergrund (Neary et al. 1998) mit einer emotionaler Verflachung, der fehlenden Krankheitseinsicht und einem inadäquatem Sozialverhalten. Die Ursachen sind unbekannt. Die Diagnose ist auch deswegen schwierig, weil sämtliche klinischen Instrumente zur Erfassung von kognitiven Störungen, Alltagsbehinderungen und nicht-kognitiven Symptomen auf die prototypische Demenz von Alzheimer-Typ zugeschnitten sind und die Verhaltensänderungen bei Stirnhirnerkrankungen nur sehr unzureichend abbilden. Neuropathologisch ist eine Degeneration des Frontal- oder Temporalhirns zu erkennen, die sich in bildgebenden Verfahren als Substanzverlust darstellt. Das EEG bleibt oft lange unauffällig.

### 4.2.4 Demenz bei Morbus Parkinson

In etwa 30% aller Fälle wird eine Parkinson-Krankheit von einer Demenz begleitet, diese Wahrscheinlichkeit erhöht sich mit fortschreitender Krankheit auf bis zu 50%. Die klinischen Symptome der Parkinson-Demenz zeigen sich in einer deutlichen Verlangsamung, fluktuierenden Störungen der Aufmerksamkeit, der exekutiven und visuokonstruktiven Funktionen bei relativ erhaltenen Gedächtnisfunktionen. Verhaltensstörungen, vor allem depressive Symptome mit ausgeprägten Schlafstörungen und Halluzinationen werden mit dieser Demenzform assoziiert. Die Behandlung erfolgt durch medikamentöse und nicht-medikamentöse Strategien. Studien haben belegt, dass durch Verabreichung von Cholinesterase-Hemmern die Parkinson-Demenz positiv beeinflusst werden kann.

### 4.2.5 Vaskuläre Demenzen (VD)

Neben der Alzheimer-Demenz stellt die vaskuläre Demenz die zweithäufigste Demenzform dar. Die VD ist von grosser klinischer Bedeutung, wenngleich eine Abgrenzung von der AD nicht immer einfach ist. Die vaskuläre Demenz ist keine einheitliche Erkrankung, sondern der gemeinsame Phänotyp von sehr unterschiedlichen zerebrovaskulären Erkrankungen mit hoher Komorbidität bei Alzheimer-Demenz. Im

Greisenalter liegen häufig sowohl vaskuläre als auch alzheimerbedingte Veränderungen vor (Esiri et al., 1999). Insgesamt ist das Risiko, im Laufe eines Lebens eine vaskuläre Demenz zu bekommen, bei Männern doppelt so hoch wie bei Frauen. Etwa 10 bis 15% aller Schlaganfallpatienten entwickeln in den ersten Jahren nach dem Ereignis eine vaskuläre Demenz. Das klinische Erscheinungsbild ist gekennzeichnet durch einen jähen Beginn, durch fokal-neurologische Ausfälle sowie durch einen fluktuierenden Verlauf. Allerdings können auch Verläufe mit schleichendem Beginn und ohne starke Fluktuation vorkommen, was zu erheblichen differentialdiagnostischen Schwierigkeiten in Abgrenzung zur AD führen kann.

### 4.2.6 Delir

Für das Delir wurden früher Begriffe wie „Durchgangssyndrom, akutes hirnorganisches Psychosyndrom, akuter exogener Reaktionstypus" etc. verwendet. Das Delir als akuter Verwirrtheitszustand lässt sich ohne weiteres von einer langsam progredienten Demenz abgrenzen. Beide Krankheitszustände können jedoch gleichzeitig bestehen. Darüber hinaus kann ein Delir der erste Warnhinweis auf eine Demenz sein, die sich wahrscheinlich innerhalb der nächsten drei Jahre manifestieren wird. Delirien kommen plötzlich, meistens nachts, ohne Vorankündigungen infolge einer akuten Erkrankung und verschwinden oft wieder oder werden erst gar nicht diagnostiziert. Delirante Zustände können oft nach Operationen, Intoxikationen oder einem Entzug von Medikamenten (meistens Benzodiazepinen oder Alkohol) auftreten und werden vielfach nicht erkannt. Das Delirium geht oft mit lebensbedrohlichen Zuständen einher und hat bei hospitalisierten Patienten eine ähnlich hohe Mortalitätsrate (bis 76%) wie ein akuter Myokardinfarkt oder eine Sepsis.

Ein Viertel aller stationären deliranten Patienten verstirbt innerhalb von drei bis vier Monaten nach der Diagnosestellung. Das Delir ist charakterisiert durch fluktuierende Bewusstseinsstörungen, Störungen des Schlaf-Wach-Rhythmus sowie psychomotorische Störungen. Risikofaktoren sind Alter, Multimorbidität, Polypharmazie und Depression. Zentrales neurobiologisches Defizit des Verwirrtheitszustandes ist der akute Acetylcholin-Mangel. Therapeutische Interventionen implizieren vor allem die Beseitigung auslösender Faktoren. Milieutherapeutische Massnahmen, körperliche Bewegung und Pharmakotherapie mit Neuroleptika und Cholinesterasehemmern gehören zu den präventiven wie auch kurativen Behandlungsoptionen.

### 4.2.7 Depressionen

Depression und Demenz liegen häufig gleichzeitig vor und eine Depression gilt zunehmend als mögliche Frühmanifestation der Demenz (Ownby et al., 2006). Die Kombination von depressiven Symptomen und kognitiven Leistungseinschränkungen kommt durch drei Konstellationen zu Stande: Erstens kann eine depressive Verstimmung im Rahmen einer demenziellen Erkrankung auftreten (sogenannte „Pseudodepression"). Zweitens sind die kognitiven Leistungseinschränkungen oft Symptome einer affektiven Erkrankung (sogenannte „Pseudodemenz"). Drittens können beide Erkrankungen im Rahmen einer Komorbidität bei älteren Menschen gemeinsam auftreten. Depressionen gehören zu den häufigsten psychischen Erkrankungen im höheren Lebensalter. Studien in Pflegeheimen ergeben eine Häufigkeit von bis zu 15% aller Heimbewohner. Bis zu 40% aller Heimbewohner haben phasenweise Symptome einer Depression.

Depressionen bei demenzkranken Menschen sind nicht so leicht zu diagnostizieren, so dass sich mehrere Symptome von Demenz und Depression überlappen können. Besonders im Anfangsstadium einer Demenz treten depressive und kognitive Störungen oft zusammen auf. Die Betroffenen zeigen ein ängstlich-depressives Zustandsbild, emotionale Labilität, sie bemühen sich, die kognitiven Verluste zu bagatellisieren und leiden unter einem Verlust des Selbstwertgefühles. Mit zunehmender Demenz kommt es zur einen Rückbildung der depressiven Symptomatik. Depressionen im Alter zeigen oft eine „larvierte", eine maskierte Symptomatik, in der das depressive Syndrom durch eine Reihe vorwiegend körperlicher Beschwerden und Klagen geprägt wird. Die Betroffenen äussern oft unspezifische Symptome wie Schlafstörungen, Kopfschmerzen, Appetitverlust oder unerklärliche Magen- und Darmbeschwerden, berichten aber sehr selten über ihre innere Erlebniswelt. Oft beginnt die Depression mit Konzentrations- und Gedächtnisstörungen, unspezifischen Herzbeschwerden oder Schwindel. Es sind meistens gerade diese Beschwerden, die den Patienten letztendlich zum Arztbesuch veranlassen. Die anhaltenden Schuldgefühle, Versagensängste, starke Leistungsschwankungen bis zur wahnhaften Verarbeitung der Realitätsgeschehnisse sowie verändertes psychomotorisches Verhalten und Suizidgedanken weisen oft auf eine Depression hin. Mit der Besserung der depressiven Symptomatik treten die kognitiven Störungen in den Hintergrund. Eine medikamentöse Behandlung ist in jedem Fall absolut notwendig.

# 5. Aktueller Stand der Behandlung

*5.1 Allgemeines*

Bislang stehen keine medikamentösen oder sonstigen Behandlungsverfahren zur Verfügung, die eine Demenz nachhaltig beeinflussen oder sogar heilen können. Die modernen Behandlungsansätze basieren sowohl auf präventiven wie auch auf rehabilitativ ausgerichteten Behandlungskonzepten, die nicht nur auf die Behandlung einzelner Krankheitssymptome abzielen, sondern auch auf die Verbesserung der Lebensqualität und die Erhaltung der Selbstständigkeit im Alltag.

In den letzten Jahren hat in den Behandlungsansätzen der Demenz ein Paradigmenwechsel stattgefunden: Der in der Vergangenheit propagierte therapeutische oder kurative Ansatz, welcher auf die Beseitigung oder Verminderung der zugrunde liegenden Defizite abzielt, wurde durch rehabilitativen oder kompensatorischen Ansatz ersetzt. Dieser Ansatz strebt an, die Verringerung der Auswirkungen bestehender Defizite auf die Fähigkeiten des Betroffenen, die Alltagsaktivitäten solange es geht selbstständig zu meistern. Die Stärkung der bestehenden Ressourcen und Fähigkeiten – statt der bislang praktizierten Konzentration auf die Defizite und Schwächen – bilden den Schwerpunkt der aktuellen Demenzbehandlung. Um das Leben mit einer demenziellen Erkrankung so gut wie möglich zu gestalten, ist eine Anpassung der Betroffenen an die Krankheitsfolgen notwendig. Damit aber der Anpassungsprozess gelingt, brauchen Kranke und mitbetroffene Angehörige gezielte und vielfältige Hilfe. Die Ziele einer Demenzbehandlung beschränken sich daher nicht nur auf die vorübergehende Beeinflussung der kognitiven Leistungen. Sie reichen von der differenzierten Beeinflussung neurobiologischer Prozesse über die Optimierung der psychosozialen Situation bis hin zur Anpassungen des gesamten Lebensraums. Ein umfassendes therapeutisches Gesamtkonzept, bestehend aus medikamentösen und nicht-medikamentösen Strategien, ist für eine erfolgreiche Behandlung des Demenzpatienten notwendig.

Das therapeutische Setting ist bei der Behandlung demenzerkrankter Menschen besonders zu beachten. Der Demenzkranke ist in der Regel nicht der Initiator seiner Behandlung. Er wird nicht selten widerstrebend von Angehörigen zum Arzt gebracht. Durch sie wird die Therapie in Gang gesetzt und auf ihren Erfolg hin bewertet. Das Besondere bei der Behandlung von Demenz ist also nicht die typische Arzt-Patienten-Beziehung, sondern die „therapeutische Triade", welche sich im Laufe der Erkrankung häufig auf ambulante, teilstationäre und stationäre Einrichtungen ausweiten wird.

Eine Demenz führt nicht nur zu einer Beeinträchtigung der kognitiven Leistungen oder zu schweren Verhaltensstörungen, sondern sie kann auch die familiären Strukturen völlig auf den Kopf stellen. Die pflegenden Angehörigen können in eine soziale Isolation geraten sowie mit einer Reihe von rechtlichen Fragen und finanziellen Schwierigkeiten konfrontiert werden, die wiederum schwere Entscheidungen abverlangen. Die Angehörigen anzuhören, zu beraten und bei schwierigen Entscheidungen finanzieller oder rechtlicher Art zu unterstützen, ist für eine umfassende Demenzbehandlung unumgänglich. Eine professionelle Aufklärung über den Krankheitsverlauf, die therapeutischen Möglichkeiten, die Entlastung in der Betreuung selbst, sowie die Schulung im Umgang mit Patienten sind die konkreten Massnahmen in der Angehörigenbetreuung.

*5.2 Prophylaxen*

Weil es zurzeit keine Möglichkeit gibt, auf die neuropathologischen Vorgänge im Gehirn einzuwirken, muss sich die Behandlung einerseits auf Prophylaxe und andererseits auf eine Stabilisierung und Verbesserung der Symptome beschränken. Die wachsende Zahl von Studien, die Zusammenhänge zwischen modifizierbaren Risikofaktoren und demenziellen Erkrankungen untersuchen, stimmen überein, dass man auch den Demenzen aktiv vorbeugen kann (wie z. B. dem Schlaganfall). Vieles spricht dafür, dass durch die frühzeitige Therapie etablierter kardiovaskulärer Risikofaktoren wie Hypertonie, Hypercholesterinämie und Diabetes mellitus ein Beitrag zur Vorbeugung von Demenzerkrankungen im höheren Lebensalter geleistet werden kann. Sinnvoll scheint diesbezüglich auch eine gesunde, vitaminreiche und fettarme Kost zu sein. Es hat sich herausgestellt, dass körperliches Training das Risiko verringert, Bluthochdruck, einen Schlaganfall oder Herz-Kreislauf-Erkrankung zu bekommen. Eine tägliche Einnahme von mindestens 400 Mikrogramm Folsäure sowie regelmässige Einnahme der Vitamine E, C und A, die die Nervenzellen vor dem Angriff schädlicher Stoffwechselprodukte schützen, könnten eine präventive und therapeutische Wirkung haben. Verzicht auf das Rauchen scheint zumindest das Risiko einer vaskulären Demenz, womöglich aber auch das Risiko einer AD zu vermindern, während der Konsum von Alkohol in kleinen Mengen offenbar keine nachteiligen Folgen bewirkt. Viele Wissenschaftler glauben, dass lebenslange geistige und körperliche Aktivitäten, Interesse an Neuem, ebenso einen schützenden Effekt haben können und imstande sind, den Leistungsrückgang im Alter aufzuhalten.

## 5.3 Symptomatische antidementive Therapien

Mit der Zerstörung von Nervenzellen kommt es im Gehirn zu einem Mangel an wichtigen Botenstoffen, welche sowohl zur Weitergabe von Informationen als auch für das Lernen notwendig sind. Vor allem die Verminderung der cholinergen Transmitter korreliert am ehesten mit dem Schweregrad der kognitiven Symptomatik sowie anderen Symptomen der Krankheit. Mit Medikamenten, die die cholinerge Aktivität steigern – sogenannten Acetylcholineseterasehemmern – wurden in der symptomatischen Therapie der Demenz die bislang besten Erfolge erzielt. Medikamente wie Arizept®, Reminyl® oder Exelon® erhöhen in Nervenschaltstellen die Konzentration des Botenstoffes Acetylcholin, womit die geistigen und funktionellen Fähigkeiten vorübergehend stabilisiert werden können. Diese Medikamente haben auch einen Effekt auf sogenannte nicht kognitive Störungen der Demenz, insbesondere auf Verhaltens- und Schlafstörungen. Aus den bisherigen Studien lässt sich ableiten, dass die erzielte Symptomstabilisierung mehr als ein Jahr betragen kann und dass der progrediente Symptomverlauf gegenüber unbehandelten Patienten sich um rund 1.5 bis 2 Jahre verzögert. Es besteht heute keine Zulassung für den Einsatz dieser Substanzen bei anderen Demenzformen. Aufgrund der vorliegenden klinischen Studien, wie auch bekannten neuropathologischen Veränderungen ist aber ihr Einsatz bei vaskulärer, Lewy-Body- und Parkinson-Demenz durchaus angebracht. Obwohl diese Medikamente als sicher gelten, ist mit Nebenwirkungen, wie z.B. gastrointenstinalen Symptomen, zu rechnen. Die Therapie der leichten bis mittelschweren Alzheimerdemenz mit Acetylcholinesterasehemmer wird inzwischen von allen Leitlinien empfohlen.

Ebixa® und Axura® sind weitere Medikamente – sie gehören zu den sogenannte Glutamatanatagonisten –, die auch in späteren Demenzphasen erfolgreich eingesetzt werden können. Ihr Wirkstoff Memantin reduziert die Überstimulation der Nervenzelle durch den Botenstoff Glutamat und schützt die Nervenzelle vor schädlicher Überschwemmung mit Kalciumionen. Memantin verändert die schädlichen Auswirkungen von Glutamat an den Rezeptoren (sogenannte NMDA-Rezeptoren). Dadurch wird die Fähigkeit der Nervenzellen erhöht, bestimmte Signale und Reize selektiv zu erkennen, was sich klinisch in Stabilisierung der geistigen und funktionellen Leistungsfähigkeit manifestieren lässt. Der experimentell beschriebene Schutz der Nervenzelle durch Memantin könnte diese Zellen vor dem unwiederbringlichen Zelltod bewahren (Neuroprotektion).

Bei guter Verträglichkeit sollte die Behandlung mit Antidementiva mindestens sechs Monate dauern und so hoch wie verträglich dosiert werden. Die Beurteilung der Wirksamkeit erfolgt durch eine globale Einschätzung des Patienten, der Angehörigen oder Betreuer sowie durch eine Überprüfung objektiver Verlaufsparameter (z.B. MMST). Es wird empfohlen, bei ausbleibendem Erfolg und sicherer Compliance oder deutlichen Nebenwirkungen einen zweiten Versuch mit einem anderen Cholinesterasehemmer oder Memantin zu unternehmen. Die Absetzkriterien sind bis heute nicht im Konsens definiert. Sicher ist, dass nach einem Absetzversuch bei ausbleibendem therapeutischem Effekt, starken Nebenwirkungen oder unverändertem Zustandsbild die Medikation nicht weitergeführt werden sollte.

*5.4 Pharmakotherapie der psychischen Begleitstörungen bei Demenz*

Die Behandlung von Verhaltensstörungen hat einen höheren Stellenwert als die Verbesserung der kognitiven Leistungsfähigkeiten des Betroffenen. Gerade Symptome wie Unruhe und Aggressivität beeinträchtigen massiv die Lebensqualität der Demenzkranken, belasten und entmutigen die pflegenden Angehörigen und sind in vielen Fällen für eine Institutionalisierung verantwortlich. Vor der Behandlung der Verhaltensstörungen ist eine sorgfältige Ursachenanalyse der Entstehungsbedingungen der jeweiligen Symptomatik unerlässlich. Es ist eindeutig, dass die präventiven Massnahmen die Häufigkeit und das Ausmass von Verhaltensstörungen positiv beeinflussen. Empathie und Strukturierung des psychosozialen Umfeldes sowie eine Reihe von verhaltenstherapeutischen Interventionen sollen zunächst einer medikamentösen Behandlung vorgezogen werden.

Die therapeutische Palette umfasst verschiedene Formen von Gedächtnistrainings-, Milieu-, Kunst- und Aktivierungstherapie (z. B. Spazieren, Malen, Tanzen, Wandern, Musiktherapie etc.). Zur Beeinflussung psychischer Begleitstörungen wie depressive Störungen, Angst, Wahnsymptome, Unruhe und Schlafstörungen werden verschiedene Psychopharmaka eingesetzt, die von grosser therapeutischer Bedeutung sind. Zur Therapie dieser Symptome werden vor allem atypische Neuroleptika und neuentwickelte Antidepressiva eingesetzt. Schlechte Verträglichkeit, zahlreiche Begleitmedikamente wie auch eine Reihe von Begleiterkrankungen, schlechtere Compliance durch kognitive Einschränkungen und veränderter Metabolismus erschweren und komplizieren die medikamentöse Behandlung von demenziellen Verhaltensstörungen. Es ist daher von grösster Bedeutung, die erwünschten und unerwünschten oder paradoxen Effekte der häufigsten Psychopharmaka zu kennen.

Die neueren selektiven Serotonin-Reuptake-Hemmers sind (z. B. Sertralin, Citalopram) aufgrund ihrer guten Verträglichkeit und dem günstigen Nebenwirkungsprofil bei der Behandlung depressiver Zustandsbilder bei Demenz Mittel der ersten Wahl. Für ihre Anwendung spricht die anxiolytische Wirkung dieser Substanzen bei den oft auch von Angstsymptomen begleiteten Depressionen dementer Patienten. Neuere Neuroleptika mit geringeren extrapyramidalen Nebenwirkungen (z. B. Risperidon, Quetiapin und Olanzapin) sollten bei akuten, auffallenden Verhaltenstörungen (Aggressivität, Wahn, motorische Unruhe) bevorzugt werden. Generell wird bei älteren Patienten und gerade bei Demenzkranken eine niedrigere Zieldosis, in der Regel ein Drittel der normalen Erwachsenendosis, angestrebt.

Pharmakotherapie bei Demenzbetroffenen kann aus ethischen Gründen problematisch sein, da die Betroffenen ihre Medikationen weder beurteilen noch ablehnen können, weshalb sie vom verantwortlichen Einsatz dieser Substanzen abhängig sind. Gerade die Behandlung mit beruhigenden Psychopharmaka stellen eine eigentliche Zwangsmassnahme dar, welche nur nach Ausschöpfen aller nichtmedikamentösen Massnahmen angewendet, entsprechend dokumentiert, zeitlich limitiert und mit den Angehörigen besprochen werden müssen.

## 5.5 Behandlungen von herausforderndem Verhalten

Auch für demenzbedingte Verhaltensstörungen wie Schlagen, Beissen, Schreien oder Enthemmung steht heute ein differenziertes pharmakotherapeutisches Angebot mit neuentwickelten Antidepressiva und Neuroleptika mit geringen Nebenwirkungen zur Verfügung. Bei Akutsituationen mit ausgeprägten Verhaltensstörungen kann eine therapeutische Strategie wegen des rascheren Wirkungseintritts in der initialen Gabe eines klassischen Neuroleptikums, wie Haloperidol bestehen, das dann überlappend von einem neueren Neuroleptikum abgelöst wird. Damit die Psychopharmaka nicht wahllos „ausprobiert" werden, ist eine möglichst genaue Differenzierung und Charakterisierung dieser Symptome durch den Arzt und die Pflegenden unerlässlich.

Eine optimale medikamentöse Behandlung der Verhaltensstörungen führt zu einer deutlichen Entlastung der Betreuenden und verhindert oft eine Einweisung in eine psychiatrische Institution, womit nicht nur ein traumatisierender Milieuwechsel für den Betroffenen und dessen Angehörige verhindert wird, sondern auch hohe stationäre Kosten eingespart werden können. Für den Haus- und Heimarzt stellen deshalb Diagnostik und Behandlung demenzieller Verhaltensstörungen eine sehr wichtige und oft herausfordernde Aufgabe dar.

*5.6 Zukünftige therapeutische Strategien:*
*Krankheitsverändernde Therapien*

Heilende Therapien der Alzheimer-Demenz existieren zurzeit nicht. Das Mosaik der pathologischen Vorgänge bei der AD ist gegenwärtig nur in Ausschnitten bekannt. Nach dem derzeitigen Erkenntnisstand spielt die übermässige Ablagerung des neurotoxischen beta-Amyloid-Proteins eine zentrale Rolle. Wie weit die Bildung der neurofibrillären Bündel mit der Amyloid-Pathologie zusammenhängt, ist nach wie vor unklar. Amyloid- und Tau-Pathologie bewirkt den Untergang der Nervenzellen. Diese Stufen der „pathologischen Kaskade" stellen zukünftige Ansatzpunkte für innovative pharmakotherapeutische Strategien dar. Beta-Amyloid als Vorbote einer beginnenden Hirnerkrankung findet sich nicht selten auch in Gehirnen jüngerer Menschen, in vielen Fällen sogar schon 20 bis 30 Jahre vor den ersten klinischen Symptomen einer demenziellen Erkrankung. Die Forschungsarbeit zielt daher darauf hin, Methoden zur Früherkennung des beta-Amyloids im Gehirn zu entwickeln, um noch gesunde Risikoträger frühzeitig, vor dem Krankheitsbeginn zu erkennen und diese präventiv mit einer beta-Amyloid-senkenden Therapie zu behandeln.

Diese neuen pharmakologischen Ansätze zielen – im Unterschied zur bisherigen symptomatischen Behandlungsformen – auf eine Verzögerung des neurodegenerativen Prozesses ab. Die Forschung fokussiert sich heute vor allem auf die Entwicklung pharmakologischer und immunologischer Möglichkeiten der Prävention, mit dem Ziel, das beta-Amyloid, dem eine Schlüsselrolle bei der Ausbreitung der durch Alzheimer bedingten Veränderungen im Gehirn zugeschrieben wird, möglichst frühzeitig aus dem Gehirn zu entfernen oder seine Entstehung bereits im Ansatz zu verhindern. Medikamente, welche die Amyloidbildung reduzieren, indem sie bestimmte Enzyme (die sogenannten Sekretasen) aktivieren oder hemmen, sind erst in klinischer Entwicklung. Schenk et al. 1999 entdeckten in Tierexperimenten, dass die aktive Immunisierung gegen beta-Amyloid bei geimpften Tieren zu einer Reduktion der Amyloid-Plaques und auch zu einer Verbesserung des zuvor eingeschränkten Lern- und Gedächtnisverhaltens führte. Aufgrund der überzeugenden Ergebnisse wurden die Impfstoffe gegen beta-Amyloid beim Menschen mit leichter bis mittelschwerer Alzheimer-Demenz eingesetzt und es kam als Immunantwort zur nachfolgenden Bildung von

Antikörpern. Diese Versuche mussten jedoch abgebrochen werden, da es bei einzelnen Personen zu schweren Nebenwirkungen in Form von Hirnentzündungen mit tödlichem Ausgang kam. Die Forscher versuchen zurzeit neue aktive und passive Impfstoffe für Menschen zu entwickeln.

Alle diese Strategien werden die Alzheimer Krankheit nicht heilen, aber ihren Verlauf hoffentlich verlangsamen und die Symptome günstig beeinflussen, weshalb man von krankheitsverändernder Therapie spricht. In den letzten Jahren hat es sicherlich viele Fortschritte in der Therapie der Demenz gegeben. Trotzdem müssen die bisherigen Erfolge als bescheiden bewertet werden. Für eine heilende Therapie müssten zuerst die Ursachen von Demenz bekannt sein, weshalb zurzeit nur ein vorsichtiger Optimismus angebracht ist. Die „Impfung gegen Alzheimer" wird sich nicht so schnell vorantreiben lassen, wie noch vor kurzem erwartet wurde. Trotzdem gibt es keinen Grund, die Hoffnung aufzugeben. Neben der Entwicklung innovativer Therapieverfahren sollten aber dringend die bereits vorhandenen Möglichkeiten – von der Diagnostik und Therapie bis hin zur Schulung der Angehörigen, inklusive Rechtsberatung – früher und gezielter in die Praxis umgesetzt werden.

*5.7 Palliative Behandlung bei Patienten mit fortgeschrittener Demenz*

Das Endstadium einer Demenz ist durch neurologische Komplikationen, Schluckstörungen, Bettlägerigkeit und völligen Verlust sprachlicher Kommunikationsfähigkeit gekennzeichnet. Bei Eintritt solcher Zustände sollte sich die Behandlung auf Linderung körperlicher und seelischer Leidenszustände, auf die Optimierung der Lebensqualität, also auf palliative Massnahmen, konzentrieren. Eine palliative Behandlung demenzbetroffener Patienten wird heute in der Regel breit akzeptiert, muss jedoch mit den Angehörigen besprochen werden. Gerade in diesen fortgeschrittenen Verlaufsstadien geht es um die Aufrechterhaltung der menschlichen Würde, die nicht an die personellen Voraussetzungen wie Selbstbestimmung oder Bewusstsein gebunden ist.

Menschenwürde ist ein Anspruch, der von jedem Menschen ausgeht, sie ist unverlierbar, unteilbar und umfassend; auch dann wenn sie von seinem Träger durch die kognitiven oder seelischen Einschränkungen nicht vollumfänglich zum Ausdruck gebracht werden kann. Ein an einer Demenz erkrankter Mensch kann seine Menschenwürde nie verlieren und er hat ein uneingeschränktes Anrecht auf menschliche Fürsorge, Beistand und Betreuung in allen Stadien seiner Erkrankung. Die Sichtbarmachung und Erfüllung dieses Anspruches ist die Pflicht der pflegenden Angehörigen oder Betreuenden und stellt eine Anerkennungshandlung dar, die dem Betroffenen gewährt werden muss. Dem Erkrankten soll eine Atmosphäre von Toleranz und Zuwendung verschafft werden, indem er in seiner Hilflosigkeit professionell und menschlich begleitet wird und seine Wünsche und Bedürfnisse Beachtung finden.

Dabei gehört die Schmerzerfassung und -behandlung zu den wichtigsten ärztlichen Aufgaben, weil die Betroffenen ihre Schmerzen oft weder aussprechen noch lokalisieren können. Unbehandelter Schmerz kann zu schwerem Leiden der Demenzkranken führen, welches sich nicht selten in herausforderndem Verhalten, wie Schreien und Rufen äussert. Nur durch eine warme und lebendige Beziehungspflege zu dem Betroffenen kann es auch gelingen, Schmerzen und quälende Beschwerden zu erkennen, fachlich und menschlich kompetent zu lindern und die Kranken bis zuletzt einfühlsam zu begleiten.

Auch die Angehörigen von Sterbenden bedürfen besonderer Aufmerksamkeit und Betreuung. Ihre Gefühle sind dabei oft ambivalent: Einerseits wünschen sie dem Betroffenen den raschen erlösenden Tod, anderseits leiden sie unter Schuldgefühlen, weil sie einer rein palliativen Behandlung zugestimmt haben. In diesen schwierigen Momenten brauchen sie Raum, Zeit und fachliche Begleitung; ihre Wünsche nach Intimität und Trauerarbeit sollten berücksichtigt werden.

# 6. Nichtmedikamentöse Strategien

Eine gute Betreuung Demenzkranker kann nur dann verwirklicht werden, wenn es gelingt, die innere Welt der Kranken, d.h. ihre Wahrnehmungen, ihr Erleben und ihre Denkabläufe zu verstehen und in den Mittelpunkt aller Bemühungen zu stellen. In der Praxis stellt es sich jedoch als äusserst schwierig dar, in die Erlebenswelt von dementen Menschen vorzudringen, da ihr sprachliches Ausdrucksvermögen in der

Regel eingeschränkt ist und sie nicht selbst über ihre Erfahrungen mit der Krankheit berichten können. Professionelle Betreuung und Pflege von Demenzpatienten ist eine interdisziplinäre Teamarbeit und stellt hohe emotionale Anforderungen an das Betreuungsteam. Zahlreiche Autoren haben sich mit diesen interdisziplinären Aspekten bei der Betreuung und Pflege Demenzbetroffener beschäftigt. Die Möglichkeiten einer nichtmedikamentösen Behandlung von Demenzkranken wurden in verschiedenen Theorien und Konzepten entwickelt. Ihre Wirksamkeit ist bisher nicht gut untersucht worden. Der Einsatz dieser Verfahren sollte nach klaren Indikationskriterien gestellt werden. Dabei sollten drei Hauptziele verfolgt werden: Stärkung der alltagspraktischen Fähigkeiten, Beeinflussung der Verhaltensstörungen und die Entlastung der pflegenden Angehörigen mit dem Ziel der Verringerung des Pflegeaufwandes. Vor dem Einsatz dieser Therapieverfahren sollte auf die besonderen Abneigungen, Vorlieben und Ressourcen des Betroffenen geachtet werden. Beispiele solcher Verfahren sind:

– *Gedächtnistraining:* Clare und Wilson (2004) entwickelten zahlreiche Hilfen zur Optimierung des Erinnerungsvermögens. Das Training bezieht sich auf die Verbesserung der Orientierung, der Konzentration, des Gedächtnisses und der Entspannung mit dem Ziel, die Alltagskompetenzen sowie die Lebensqualität der Betroffenen zu steigern. Gedächtnisprogramme müssen in jedem Einzelfall auf das bestehende Krankheitsstadium massgeschneidert werden, sonst droht rasch die Überforderung. Studien haben belegt, dass die Trainingsprogramme eher zu einer Steigerung der Lebensqualität führen als einen kognitiven Zugewinn erzielen.
– *Realitätsorientierungstraining (ROT):* Hierbei handelt es sich um einen verhaltenstherapeutischen Ansatz, der 1958 von J. Folsom, später unter Mitarbeit von L. R. Taulbee in den USA entwickelt wurde. Die Schwerpunkte dieser Methode liegen in der Kommunikation, Interaktion und Milieugestaltung. Nach Folsom verfolgt das ROT das primäre Ziel, die Gedächtnisleistung zu steigern und die zeitliche, örtliche und personelle Orientierung zu verbessern. Ausserdem soll die Identität der Verwirrten erhalten und ihre Selbstständigkeit, ihr Wohlbefinden und ihre soziale Kompetenz gefördert werden.
– *Validation:* Das Konzept der Validation wurde von Naomi Feil zwischen 1963 und 1980 entwickelt. Das Betreuungskonzept besteht

im Besonderen in der Anwendung bestimmter Kommunikationstechniken, welche die emotionalen Botschaften, Äusserungen und Handlungen der Betroffenen zum Ausdruck bringen. Im Gegensatz zu ROT wird hier die Realität der Demenzkranken nicht korrigiert, sondern wertschätzend validiert (als gültig erklärt). Die Validationsmethode, wie auch die aus ihr entwickelte „integrative" Validation haben einen Umdenkprozess und einen Perspektivenwechsel in der Betreuung der Demenzkranken eröffnet.

– *Selbsterhaltungstherapie (SET):* Das von Barbara Romero entwickelte Behandlungskonzept zielt auf die Erhaltung der eigenen Identität, des eigenen Selbst ab. Jeder Kranke verfügt über Erinnerungen, Interessen und Fähigkeiten, die sich lebenslang entwickelt haben und die zu seiner Person, zu seinem Selbst gehören. Die für die Demenz typischen Versagensängste und Abhängigkeiten stellen eine Bedrohung für das Selbst dar, welche bei Kranken, Scham, Depressionen und Aggressionen hervorrufen. Ziel der SET ist es, ein stabiles Selbst trotz fortschreitender Demenz zu erhalten. Sowohl bestätigende Kommunikationsformen, verstärkte Bezugnahme auf die persönlichen Erinnerungen als auch Partizipation im Alltag sind wichtige Elemente der selbst stabilisierenden Erfahrungen. Damit soll störendes Verhalten vermieden und psychisches Leiden beschränkt werden.

– *Milieutherapie:* Die Milieutherapie meint in der Gerontopsychiatrie die Anpassung der gesamten Umwelt an die veränderte Wahrnehmung, Empfindung und Kompetenzen von dementen Patienten. Die Milieutherapie stellt ein umfassendes Betreuungskonzept dar. In dessen Zusammenhang bezieht sich der Begriff „Milieu" sowohl auf die räumliche Umgebung als auch auf Umgangsformen und Aktivitäten und hat als solches eine therapeutische Wirkung. Der Begriff bedeutet eine vorübergehende Lebensgemeinschaft von Menschen, die durch die schicksalhafte Entwicklung ihrer Krankheit zusammengeführt worden sind. Sie beinhaltet einen einfühlsamen und professionellen Umgang mit verwirrten, dementen Menschen, agierende Angehörigen sowie eine adäquate Gestaltung ihres Lebensraums. Im täglichen Miteinander von Patienten, Fachpersonal, Ärzten und Angehörigen werden im strukturierten Gruppenprozess die Möglichkeiten des Zusammenlebens täglich erprobt. Soziales Lernen, Selbständigkeit und Mitverantwortung werden gefördert. Das Stationsmilieu wird durch eine vertrauensvolle und offene Kom-

munikation geprägt, die den Betroffenen eine korrigierende emotionale Erfahrung, Schutz und Sicherheit ermöglichen soll.
— *Personenzentrierter Ansatz:* Dieser Ansatz zum Umgang mit Menschen mit einer Demenz wurde Mitte der 1980er Jahre von den Psychologen Tom Kitwood und Kathleen Bredin an der Universität Bradford in England entwickelt. Es ist kein Konzept, welches Lösungen in schwierigen Situationen mit Demenzerkrankten verspricht. Vielmehr geht es um eine Grundhaltung den Betroffenen gegenüber, die es erst ermöglicht, Verhalten zu deuten. Es geht somit nicht mehr um sogenannte „Verhaltensauffälligkeiten", sondern um Personen, die sich – wie jeder andere auch – begründet in einer bestimmten Art und Weise verhalten. Auf der Basis dieser Grundhaltung kann es dann gelingen, Antworten – ausgedrückt im Umgang mit den Personen – auf das Verhalten zu finden. Somit wird jeder Schub krankheitsbedingter Veränderungen bei Demenzpatienten durch positive Beziehungsarbeit aufgefangen mit dem Ziel, den Betroffenen in ein normales Leben einzubinden, soziale Verbundenheit und Nähe zu sichern und eine Art „Liebe" zu leben.

Viele andere Therapieansätze, wie basale Stimulation oder das Drei-Welten-Modell von Held (2003), zählen zu den störungsspezifischen Ansätzen. Die kreativen und stimulierenden Verfahren wie Musik-, Tanz-, Kunst- und Aromatherapie haben einen wichtigen Platz in der Behandlung von demenzkranken Menschen gefunden. Für den behandelnden Arzt ist es sehr wichtig, diese und weitere Betreuungsansätze und -konzepte als nutzbringend zu betrachten.

Nichtmedikamentöse Therapien beugen dem Risiko einer Isolation vor und dienen in erster Linie der Erhaltung des Selbstwertgefühls. Die meisten der psychischen Begleitstörungen können mit nichtmedikamentösen Massnahmen wirksam behandelt werden. Die medikamentöse Behandlung kann eine sinnvolle Ergänzung dieser Massnahmen darstellen. Psychotherapeutische und milieutherapeutische Massnahmen und Pharmakotherapie schliessen sich gegenseitig nicht aus, sondern ermöglichen den gewünschten Behandlungserfolg. Erst im Zusammenwirken mit den Pflegenden und Betreuenden kann eine ganzheitliche Annäherung an das komplexe neuropsychiatrische Krankheitsbild der Demenz erfolgreich sein.

# 7. Umgang mit pflegenden Angehörigen

Zwei Drittel der Demenzkranken werden von Angehörigen gepflegt. Hiervon sind 80% Frauen. Auf die Folgen eines fortschreitenden Verlustes kognitiver, emotionaler und sozialer Ressourcen und Kompetenzen sind die meisten Familien nicht vorbereitet. Jede Familie sollte die Möglichkeit bekommen, sich unter dem Einbezug professioneller Hilfe mit den Krankheitsfolgen auseinanderzusetzen. Nicht nur die finanzielle Belastung, die bis zu CHF 300 000 pro Patienten und Jahr ausmacht, oder die zeitintensive Pflege, die bis zu 5,7 Std. Pflegeaufwand pro Tag ausmachen kann, ist entscheidend, sondern auch körperliche und seelische Folgen sowie die emotionale Betroffenheit und Integrität der pflegenden Angehörigen.

Gefühle von Schmerz und Trauer stehen zu Beginn der Demenz bei den Angehörigen im Vordergrund. Im Verlauf der Krankheit spielen weitere Emotionen wie Angst (besonders die Angst vor Verlusten), Scham, Schuld, Ekel und Aggressionen eine zentrale Rolle. Zudem verändert sich der demente Mensch während der Krankheit. Dieser Veränderungsprozess ist von körperlichen aber auch emotionalen Verlusten geprägt. In langjährigen Beziehungen kann es zu einer Umkehrung von Machtverhältnissen kommen, die bei den Familienangehörigen zum Ausbruch von Aggressionen oder auch Rachegefühlen führen kann (Gutzmann, 2001).

Insgesamt leiden betreuende Angehörige von dementen Menschen häufig unter extremen psychischen und physischen Belastungen. Dabei empfinden sie Verhaltensänderungen des Demenzkranken, wie Antriebslosigkeit, mangelnde Kooperationsbereitschaft und abnehmende Kommunikationsfähigkeit, belastender als körperliche Probleme, wie z.B. Inkontinenz (Gutzmann, 2001). Durch die Pflege des Kranken vernachlässigen sie zunehmend ihre eigenen Sozialkontakte, geraten in eine soziale Isolation, leiden oft unter Schuldgefühlen wegen der immer wieder aufkommenden Aggressionen gegenüber dem Demenzkranken. Bei genauer Situationsanalyse von Aggression oder Gewalt gegenüber Betroffenen öffnet sich oft ein Abgrund von Hilflosigkeit, Ohnmacht, Verzweiflung und totaler Überforderung der pflegenden Angehörigen im Alltag. Bis zu 50% entwickeln mit der Zeit eine klinisch relevante Depression, die oft von psychosomatischen Beschwerden, wie zum Beispiel chronischen Schmerzen geprägt ist. Nicht selten tritt die psychische Erkrankung der Angehörigen erst nach dem Ableben des Demenzkranken auf, dann, wenn sie eigentlich wieder das Leben neu aufbauen könnten.

Diese Entwicklung kann durch eine Reihe von psychosozialen Massnahmen verhindert werden. Neue Analysen zeigen, dass diese Interventionen bedeutsame Behandlungserfolge aufweisen. Die Angehörigen sollen möglichst zusammen mit dem Betroffenen in die Behandlung miteinbezogen werden. Aus einer Reihe der Untersuchungen ist bekannt, dass es einen engen Zusammenhang zwischen der Gesundheit des Betroffenen und den pflegenden Angehörigen gibt. Wirksame Beratung der Angehörigen durch spezialisierte Institutionen oder Memory-Kliniken geht über eine „reine" Informationsvermittlung hinaus. Sie beinhaltet ein „case-management" mit Psychoedukation, Schulungen zur Kompetenzsteigerung (Empowerment), Gruppenangebote bis hin zu Selbsthilfegruppen. Diese Massnahmen sind prospektiv untersucht worden und erweisen sich für die Verzögerung einer Heimplatzierung als wirkungsvoll. Im Einzelfall kann die Hilfe der ambulanten Pflege wie auch der Spezialinstitutionen (Alzheimergesellschaften) zur temporären Entlastung in Anspruch genommen werden, was den Stress der Angehörigen verringern (Quayhagen et al., 2000) und zu einem besseren emotionalen Befinden beitragen kann.

## *Literatur*

Alzheimer A. (1907): Über eine eigenartige Erkrankung der Hirnrinde. Allgemeine Zeitschrift für Psychiatrie 64: 146–148.

Bickel H. (2001): Demenz im fortgeschrittenen Lebensalter: Schätzung von Inzidenz und Gesundheitskosten. Zeitschrift für Gerontologie und Geriatrie 34: 108–115.

Braak H., Braak E. (1997): Frequency of stages of Alzheimer-related lesions in different age categories. Neurobiology of Aging 18, 351–357.

Braak H., Braak E. (2002): Neuroanatomie. In: Beyreuther K., Einhäupl K. M., Förstl H., Kurz A. (Hrsg.): Demenzen. Thieme, Stuttgart: 118–129.

Clare L., Woods R. T., Moniz Cook E. D., Orrell M., Spector A. (2004): Cognitive rehabilitation and cognitive training for early-stage Alzheimer's disease and vascular dementia (Cochrane Review). The Cochrane Library, Issue 3. Chichester, UK: John Wiley & Sons, Ltd.

Cummings J. L. (1994): The Neuropsychiatric Inventory. Neurology 44: 2308–2314.

Delacourte A., David J. P., Sergeant N. et al. (1999): The biochemical pathway of neurofibrillary degeneration in aging and Alzheimer's disease. Neurology 52: 1158–65.

Dilling H., Mombour W., Schmidt M. H. (Hrsg.) (1991): Internationale Klassifikation psychischer Störungen, ICD-10. Verlag Hans Huber, Göttingen.

Esiri M. M., Nagy Z., Smith M. Z. et al. (1999): Cerebrovascular disease and threshold for dementia in the early stages of Alzheimer's disease. Lancet 354: 919–920.

Feil N. (1992): Validation. Verlag Altern & Kultur, Wien (4. Auflage).

Finkel S. I. (1997): Managing the behavioural and psychological signs and symptoms of dementia. Int Clin Psychopharmacol 12 Suppl. 4: S25–S28.

Förstl H. (Hrsg.) (2003): Lehrbuch der Gerontopsychiatrie und -psychotherapie. Georg Thieme Verlag, Stuttgart.

Förstl H., Burns A., Levy R. et al. (1994): Neuropathological correlates of psychotic phenomena in confirmed Alzheimer's disease. Archives of General Psychiatry 165: 53–59.

Folstein M. F., Folstein, S. E., McHugh, P. R. (1975): Mini-Mental State – Practical method for grading cognitve state of patients for clinician. Journal of Psychiatric Research 12(3): 189–198.

Fröhlich L., Sandbrink R., Hoyer S. (2002): Molekulare Pathologie. In: Beyreuther K., Einhäupl K. M., Förstl H., Kurz A. (Hrsg.): Demenzen. Thieme, Stuttgart: 72–105.

Gauthier S., Reisberg B., Zaudig M. et al. (2006): Mild cognitive impairment. Lancet 367: 1262–1270.

Geula C., Mesulam M. M. (1996): Systematic regional variations in the loss of cortical cholinergic fibers in Alzheimer's disease. Cerebral Cortex 6: 165–177.

Geula C., Mesulam M. M. (1999): Cholinergic systems in Alzheimer's disease. In: R. D. Terry et al. (eds.): Alzheimer disease, 2nd Ed. Lippincott, Williams & Wilkins, Philadelphia: 69–292.

Green C. R., Mohs R. C., Schmeidler et al. (1993): Functional decline in Alzheimer's disease: a longitudinal study. Journal of the Amnerican geriatric Society 41: 654–661.

Gutzmann H., Zank S. (2005): Demenzielle Erkrankungen: Medizinische und psychosoziale Interventinen. Stuttgart: Kohlhammer.

Haupt M., Kurz A. (1993): Predictors of nursing home placement in patients with Alzheimer's disease. International Journal of Geriatric Psychiatry 8: 741–746.

Held C. (2003): Das „Drei-Welten-Konzept". Leitfaden für Heimärzte und Heimärztinnen. Janssen-Cilag AG.

Kitwood T., Bredin K. (1994): Evaluating Dementia Care: The DCM Method. Edition 6. University of Bradford, Bradford Dementia Research Group.

Kitwood T., Bredin K. (1992): Towards a theory of dementia care: Personhood and well-being. Ageing Soc 12: 269–287.

Lawton M. P. (1972): Assessing the competence of older people: In Kent D., Kastenbaum R., Sherwood S. (eds): Research, planning and action for the elderly. Behavioral Publishing, New York: 122–143.

Lawton M. P., Brody E. M. (1969): Assessment of older people: self-maintaining and instrumental activities of daily living. Gerontologist 9: 179–186.

McKeith I. G., Galasko D., Kosaka K. et al. (1996): Consensus guidelines for the clinical and pathologic diagnosis of dementia with Lewy bodies (DLB): report of the consortium on DLB internatinal workshop. Neurology 47: 1113–1124.

Neary D., Snowden J. S., Gustafson L. et al. (1998) Frontotemporal lobar degeneration: a consensus on clinical diagnostic criteria. Nerology 51: 1546–1554.

Ownby R. L., Crocco E., Acevedo A. A., John V., Loewenstein D. (2006): Depression and risk for Alzheimer disease – systemic review, meta-analysis, and meta-regression analysis. Arch Gen Psychiat 63: 530–538.

Quayhagen M. P., Quayhagen M., Corbeil R. R. et al. (2000): Coping with dementia: evaluation of four nonpharmacological interventions. Int Psychogeriatr 12: 249–265.

Rapp M. S., Flint, A. J., Herrmann, N., Proulx, G. B. (1992): Behavioural disturbances in the demented elderly: phenomenology, pharmacotherapy and behavioural management. Canadian Journal of Psychiatriy 37(9): 651–657.

Rapp M., Flint A. J., Hermann M., Proulx G. B. (1992): Behavioural disturbances in the demented elderly: Phenomenology, pharmacotherapy and behavioural management. Can J Psychiatry 37: 651–657.

Reisberg B., Ferris S. E. I., Franssen E. (1986): Functional degenerative stages in dementia of the Alzheimer's type appear to reverse normal human development. Biological Psychiatry 7: 1319–1321.

Reisberg B. (1998): A rational Psychological Approach to the Treatment of Behavioral Disturbances and Symptomatology in Alzheimer's Disease Based upon Recognition of the Developmental Age. Int. Acad. Biomed. Drug Res. 13: 102–109.

Reischies F. M. (1997): Normales Altern und leichte Demenz: Auswirkungen normalen Alterns auf kognitive Leistungen und die Differenzierung von der leichten Demenz. In: Först, H. (Hrsg.): Lehrbuch der Gerontopsychiatrie. Stuttgart: 366–377.

Reischies F. M., Lindenberger U. (1996): Diskontinuität zwischen altersbedingter kognitiver Leistungsbeeinträchtigung und Demenz: Testpsychologisches Profil. In: Peters H. U., Schifferdecker M., Krahl, A. (Hrsg.): 150 Jahre Psychiatrie, Bd. 2, Köln: 429–431

Romero B. (2004): Selbsterhaltungstherapie: Konzept, klinische Praxis und bisherige Ergebnisse. Zschr Gerontopsychol & -psychiat 17: 119–134.

Schenk D., Barbour R., Dunn W. et al. (1999): Immunizatin with amyloid-beta attenuates Alzheimer disease like pathology in the PDAPP mouse. Nature 400: 173–177.

Shulman K., Gold D., Cohen C. et al. (1993): Clock-drawing and dementia in the community: a longitudinal study. Int J Geriatr Psychiatry 8: 487–496.

Taulbee L. R., Folsom, J. C. (1966): Reality orientation for geriatric patients. Hospital & Community Psychiatry: 133–135.

Teri L., Larson E. B., Reifler B. V. (1988): Behavioral disturbance in dementia of the Alzheimer's type. Journal of the American Geriatric Society 36: 1–6.

# Alzheimer-Demenz: Perspektiven einer integrativen Demenz-Ethik

Verena Wetzstein[1]

*Die Zahl wissenschaftlicher Veröffentlichungen und Beiträge zum Thema Alzheimer-Demenz hat in jüngster Zeit stetig zugenommen. Dem entspricht eine unübersehbar zunehmende Präsenz des Themas in der breiten Öffentlichkeit. Dabei wird der gegenwärtige öffentliche Diskurs von einem bestimmten Konzept der Demenz dominiert, welches aus dem Bereich der Humanmedizin stammt. Dieser Beitrag untersucht die Herkunft dieses Konzepts und seine methodisch bedingten anthropologischen Reduktionismen. Im Sinne eines theologischen Korrektivs der gegenwärtig herrschenden Diskussion soll hier versucht werden, Demenz als Beziehungsgeschehen aufzufassen und Perspektiven einer integrativen Demenz-Ethik aufzuzeigen.*

## 1. Das gegenwärtige Konzept der Alzheimer-Demenz

Das Altern gehört zu den Grundverfasstheiten des Lebens. Die sich verändernden Lebensumstände im Alter und das unweigerlich nahende Lebensende haben Menschen seit jeher über den Lebensabschnitt des Alters nachdenken lassen. Neu ist heute der Kontext des Alterns: Noch nie wurden so viele Menschen so alt wie seit Beginn des 20. Jahrhunderts. Die Sicherung der äusseren Lebensumstände auf der einen sowie der medizinische Fortschritt auf der anderen Seite ermöglichen es vielen Menschen heute, eine deutlich verlängerte Altersphase zu erleben.

---

1 Dieser Beitrag erschien erstmals in der Zeitschrift für medizinische Ethik 51 (2005): 27–40. Wir danken dem Verlag für die Genehmigung zum Abdruck dieses Artikels.

Aufgrund des demographischen Wandels hat in den vergangenen Jahren die absolute Zahl der Personen über 65 Lebensjahre deutlich zugenommen, wobei der Beginn des Rentenbezugs in den Sozialwissenschaften den Beginn des „Alters" markiert (Mayer & Baltes 1996). Durch abnehmende Geburtenzahlen bedingt ist damit der prozentuale Anteil alter (zwischen 65 Jahren – der in Deutschland und der Schweiz derzeit angesetzten Ruhestandsgrenze – und 84 Jahren) und hochbetagter (über 85 Jahre) Menschen in der Bevölkerung signifikant gestiegen und wird Bevölkerungsanalysen zufolge weiterhin zunehmen (siehe: Bundesministerium für Familie, Senioren, Frauen und Jugend 2002).

Neben den vielfach sogenannten „jungen Alten", die nach Erreichen der Ruhestandsgrenze in zumeist geistiger und körperlicher Gesundheit ein aktives Lebens führen, rücken zunehmend Altersformen in das Blickfeld der Öffentlichkeit, bei denen die Betroffenen unter beträchtlichen Einbussen leiden: demente Menschen. Die Angaben zur Zahl der Betroffenen schwanken. Anhand von Diagnoseschemata angefertigte Statistiken lassen vermuten, dass heute ca. eine Million Menschen allein in Deutschland an einer Form der Demenz leiden, die zur grössten Gruppe gerechnet wird: der Alzheimer-Demenz. Prävalenzstudien belegen, dass bei dieser Form der Demenz ab dem 65. Lebensjahr alle fünf Jahre eine Verdoppelung der Raten zu verzeichnen ist (Jorm et al. 1987). Zusammen mit der jährlichen Inzidenz prognostizieren Bevölkerungsvorausberechnungen eine Verdoppelung der absoluten Zahl alzheimer-dementer Menschen bis zum Jahr 2030 (vgl. Kern & Beske 1999). Setzt man diese Zahlen in Relation zur gewandelten Altersstruktur der Bevölkerung, ist abzusehen, dass der prozentuale Anteil der von Alzheimer-Demenz betroffenen alten Menschen im Verhältnis zur Gesamtbevölkerung in den nächsten Jahren eklatant ansteigen wird.

Aufgrund der Symptomatik, die für die Alzheimer-Demenz beschrieben wird, sehen sich Betroffene, Angehörige, Ärzte, Pflegende, Politiker, Seelsorger und nicht zuletzt die Gesellschaft insgesamt einem grossen und immer weiter wachsenden Problem gegenüber. Angesichts einer fehlenden kausalen Therapiemöglichkeit und der mit fortschreitender Demenz einhergehenden Pflegebedürftigkeit entsteht im Hinblick auf die gegenwärtige Ressourcenverknappung in der medizinischen und pflegerischen Versorgung ein zunehmender Druck auf die Gesellschaft, sich mit dem Phänomen Alzheimer-Demenz auseinanderzusetzen. So hat in jüngster Zeit auch die Zahl der Veröffentlichungen und Beiträge zum Thema Alzheimer-Demenz stetig zugenommen. Doch wie wird diese Demenzform in der Öffentlichkeit wahrgenommen?

Zunächst sind zwei Ebenen der öffentlichen Debatte zu unterscheiden, denen ein identisches Paradigma zugrunde liegt: ein populärer Diskurs, wie er in Zeitungen, Fernsehen und Populärwissenschaft stattfindet, und ein Expertendiskurs, der in Teilöffentlichkeiten wie z. B. Politik und Gesundheitswesen geführt wird. Während erster durch zahlreiche emotionale Bilder und Chiffren für Alzheimer-Demenz dominiert wird, lassen sich in letzterem Sachaussagen bestimmter Prägung erkennen.

In der breiten Öffentlichkeit präsente Bilder zur Alzheimer-Demenz werden nahezu durchgängig von einem einzigen Grundtenor beherrscht: Es ist die Rede von einem „Tod bei lebendigem Leib", einem „Tod im Leben", einem „lebendigen Begräbnis", einem „menschenunwürdigen Siechtum", einem „schreckliche[n] Leiden – demütigend für den Patienten", einem „horrible plight", einer „Beraubung der Humanität", einem „Abschied vom Ich", einem „schrecklichen Alptraum", der „Jahrhundertkrankheit", der „Alterskrankheit der Zukunft" oder von dementen Menschen als „Dorftrottel[n]" (Morris 2000, 164; Andreasen 2001, 253; Nuland 1994, 164; Black 2001, 21; Tanzi & Parson 2000, XIII; Bahnen 2001, 61). Derart drastische Bilder müssen als Indiz für zweierlei gelesen werden: Zum Ersten dafür, dass das Phänomen Alzheimer-Demenz ein Schreckbild darstellt, das den Übergang zur Dämonisierung bereits vollzogen hat und deutlich macht, welche Ängste und Befürchtungen mit einem Thema verbunden sind, das für Betroffene und Angehörige eine persönliche Tragödie darstellt. Indem die Persönlichkeit des Betroffenen förmlich zerfressen zu werden scheint, bedeutet die Alzheimer-Demenz innerhalb einer auf Autonomie und Selbstbestimmung bedachten Umwelt nicht mehr und nicht weniger als einen Angriff auf das Selbstverständnis des Menschen. Diese Verunsicherung übt ein solches Grauen aus, dass der demenzielle Prozess nicht nur dämonisiert, sondern die Betroffenen selbst auch zwangsläufig stigmatisiert werden. Zum Zweiten belegt das Wortumfeld der genannten Beispiele eine klare Zuordnung der Alzheimer-Demenz zu Krankheitskonzepten, für deren Behandlung Ärzte zuständig sind.

In der Politik und im Gesundheitswesen wird über Alzheimer-Demenz ausschliesslich in medizinischen Kategorien und ärztlicher Terminologie gesprochen. Eine umfassende empirische Untersuchung des

Bildes der Alzheimer-Demenz in der Öffentlichkeit kann hier zwar nicht vorgelegt werden. Die Tatsache aber, dass sich einschlägige Lexika unter dem Stichwort „Alzheimer-Krankheit" (z.B. Brockhaus 1996: 478f.; Aktuell 2003, 266) sowie Beiträge in Zeitungen und Zeitschriften zum Thema (z.B. Halter 1999) auf die Beschreibung von Ätiologie, kognitiver Symptomatik, Diagnostik und Verlauf der Demenz beschränken, kann unsere These ausreichend stützen. Alzheimer-Demenz ist also als Krankheit definiert. Damit werden Medizin und Ärzteschaft zu zuständigen Experten. Ein interdisziplinärer gesellschaftlicher Diskurs fehlt hingegen nahezu vollständig.

Im Folgenden wird eine kritische Reflexion dieses gegenwärtig aktuellen kulturellen Musters von Alzheimer-Demenz intendiert. Dazu wird zunächst die Herkunft des Konzeptes aus der Medizin untersucht. Daran anschliessend wird anhand einiger Kernpunkte des Konzepts nach dessen Eignung für den gesellschaftlichen Diskurs gefragt: Inwiefern bildet es die für Demenz gesellschaftlich relevanten Themen ab und in welcher Hinsicht ergeben sich Verzerrungen? Auf der Grundlage einer theologischen Anthropologie wird schliesslich ein Entwurf vorgeschlagen, der das Konzept aufbricht und in Richtung eines integrativen Modells weiterführt.

## 2. Medizin als Leitwissenschaft der Alzheimer-Demenz

Woher rührt also das medizinische Paradigma, das den gegenwärtigen öffentlichen Diskurs dominiert? Während die Geschichte der geistigen Einbussen im Alter durch die Jahrhunderte hindurch von verschiedenen Konzepten und Pathologisierungsschüben bestimmt war, erfolgte in den 1970er-Jahren eine folgenreiche und bis heute durchgreifende Definition: Eine mit der Aufnahme in die gängigen Krankheitsschemata einhergehende Ausweitung des Krankheitskonzeptes auf Fälle von Demenz im Alter brachte eine pathologische Unterscheidung der senilen Demenz vom Alter selbst mit sich (vgl. Lauter & Mayer 1968; Katzmann 1976). Alzheimer-Demenz wird seitdem als Krankheitsprozess definiert, der vom allgemeinen Alterungsprozess zu unterscheiden und klinisch zu diagnostizieren ist. In den 1970er-Jahren wurde die Alzheimer-

Demenz in die US-amerikanische Klassifikation psychiatrischer Störungen, das DSM-III aufgenommen (siehe: American Psychiatric Association 1980).

Diese Entscheidung, die senile Demenz als Krankheitsprozess zu bezeichnen, hatte verschiedene Konsequenzen. Als deren unmittelbarste fiel die Altersdemenz *per definitionem* in die ausschliessliche Zuständigkeit der Medizin. Ihr wurde damit das Deutungs- und Handlungsmonopol über diese Demenz-Form übertragen. Heute gilt sie als Leitwissenschaft, die zuverlässig Aussagen zur Demenz trifft. So wird unter Alzheimer-Demenz heute im Allgemeinen eine Krankheit verstanden, die sich vorwiegend im höheren Lebensalter manifestiert, zunächst mit Gedächtniseinbussen, Verwirrtheitszuständen und kognitiven Störungen einhergeht, in einem chronisch progredienten, sich im Mittel über acht Jahre hinziehenden Verlauf zu immer weiteren Einschränkungen führt, und schliesslich in Bettlägerigkeit und verbaler Äusserungsunfähigkeit mündet. Am Ende sterben die meisten Betroffenen durch Begleiterkrankungen wie z. B. Pneumonien. Eine zugrunde liegende Ursache ist genau so wenig bekannt wie kausale Therapiemöglichkeiten.

Die eingangs beschriebenen demographischen Veränderungen und die damit verbundene stetige Zunahme dementer Menschen drängt zwangsläufig das Problem Alzheimer-Demenz in das Blickfeld des öffentlichen Interesses. Konsequent greift die Öffentlichkeit zur Erklärung des in dieser Grössenordnung neuen Phänomens auf Experten zurück, denen die Auseinandersetzung mit Demenzen übertragen wurde: Über das trojanische Pferd naturwissenschaftlicher Objektivität fand das medizinische Demenz-Konzept Eingang in den gesellschaftlichen Diskurs über Demenz. Wenn heute über Demenz gesprochen wird, dann wird in den von der medizinischen Forschung bereitgestellten Kategorien argumentiert.

Die Medizin unterliegt jedoch als Anwendungswissenschaft einem methodisch notwendigen Reduktionismus, ist ihr Aufgabenbereich doch auf die Diagnostik von Erkrankungen und deren Therapie sowie auf Linderung von Leiden eingeschränkt (vgl. Wieland 1986). Reduktionen, wie sie die Medizin im Sinne ihres Auftrags vornehmen muss, wurden jedoch mit der Übernahme des medizinischen Paradigmas in die öffentliche Debatte als allgemeingültig übernommen. Eignet sich ein solches Demenz-Konzept für den gesellschaftlichen Umgang mit den Betroffenen?

## 3. Kernpunkte des gegenwärtigen Demenzkonzeptes: Implikationen und Konsequenzen

Das von der Medizin entworfene Demenz-Konzept impliziert verschiedene Punkte, die auf die oben skizzierte Weise in die öffentliche Debatte gelangten. In seinen Kernpunkten betrifft dies drei Bereiche, die im Folgenden hinsichtlich ihrer Implikationen und Konsequenzen untersucht werden (Wetzstein 2003; 2005):

1. Pathologisierung: Alzheimer-Demenz wird als Krankheit definiert, die es zu heilen gilt.
2. Kognitives Paradigma: Der Fokus liegt auf den kognitiven Einbussen, die den Prozess der Demenz bestimmen.
3. Vernachlässigung der zweiten Hälfte des Demenzprozesses: Ihrem Anliegen der Diagnostik und Therapie gemäss konzentriert sich die Medizin auf das Anfangsstadium der Demenz: Wann treten die ersten Symptome auf (Diagnose) und wie ist in den Anfangsphasen der Verlauf verzögerbar (Therapie)?

*3.1 Pathologisierung*

Die erst vor ca. 30 Jahren erfolgte Definition der senilen Form der Alzheimer-Demenz als Krankheit hat seitdem nicht nur eine gänzliche Übertragung in den Verantwortungsbereich der Medizin und der Ärzte, sondern in ihrer Janusköpfigkeit auch eine scharfe Abgrenzung von gesunden Formen des Alterns zur Folge. Die Spanne zwischen einem gesunden, aktiven Altern und einem krankhaften Altern wurde dadurch vergrössert. In der Folge werden demente Menschen zunehmend stigmatisiert.

Der Einfluss soziokultureller Wertungen darf bei der Krankheitsdefinition nicht zu gering veranschlagt werden (vgl. Lanzerath 1998; Schipperges 1996). Indem Rationalität und Selbstbewusstsein als Kernpunkte eines weithin vorherrschenden Menschenbildes gelten (vgl. dazu Post 1996), erscheint es als eine logische Folge, Prozesse des Alterns, die mit einem Verlust der Fähigkeit zu rationaler Selbstbestimmung einhergehen, in den pathologischen Bereich zu drängen und mit dem

Siegel „krank" zu versehen. Wenn eine Krankheitsdefinition grundsätzlich keinen sozialen Schutzbereich um die Betroffenen zu ziehen vermag, so hat dieser Vorgang bei zurückgehenden Ressourcen im medizinischen und pflegerischen Bereich eine Marginalisierung dementer Menschen zur Folge.

Mit der Definition der Alzheimer-Demenz als Krankheit und ihrer Aufnahme in Diagnoseschemata ging eine Intensivierung der medizinischen Forschung ebenso einher wie eine Zunahme der Zahl als dement diagnostizierter Menschen. Im Forschungsbereich der Medizin und in der Pharmazie werden viele Ressourcen zur Verfügung gestellt, um Therapiestrategien zu entwickeln.

## 3.2 Kognitives Paradigma

Mit dem ersten Kernpunkt ist das kognitive Paradigma der Demenz vielfach verwoben. Während sich im Verlauf der Forschungsgeschichte der Alzheimer-Demenz im 20. Jahrhundert das Krankheitskonzept immer wieder geändert hatte, blieb seit der Namensgebung der zunehmende Verlust der kognitiven Leistungsfähigkeit ihr Kernelement. Durch das kognitive Paradigma wird das Konzept prinzipiell für reduktionistische Personkonzeptionen anschlussfähig (vgl. dazu Parfit 1984).

Rationalität und Selbstbewusstsein gelten als notwendige Voraussetzungen der Persondefinition in modernen Gesellschaften. Der hohe Stellenwert kognitiver Leistungsfähigkeit scheint demnach Menschen mit Demenz von der vollen Mitgliedschaft menschlicher Gemeinschaft auszuschliessen. In reduktionistischen Personkonzeptionen sind bereits anfanghaft Strategien einer Entpersonalisierung dementer Menschen nachweisbar. So werden in manchen Entwürfen demente Menschen nur noch als Personen im sozialen Sinn, als Quasi- oder Post-Personen betrachtet. Ihr moralischer Status kann dann im Verlauf der Demenz immer weiter eingeschränkt werden, bis es nur noch eine Frage der Vereinbarung ist, inwieweit dementen Menschen mit Respekt zu begegnen ist und worauf sich dieser erstreckt. Konzeptionen, die den Personstatus eines Menschen an den aktuellen Besitz von Bewusstseinsleistungen binden, müssen in logischer Folge dementen Menschen das Personsein absprechen oder es zumindest graduell einschränken. Wenn ein abgestuftes moralisches Personkonzept verfolgt wird, fallen demente

Menschen mit Fortschreiten des demenziellen Prozesses immer weiter aus dem Schutzkonzept der Menschenwürde heraus (Nordenfelt 2003).

Es kann an dieser Stelle nicht entschieden werden, ob reduktionistische Personkonzeptionen dem gegenwärtigen Demenz-Konzept voraus liegen oder nachfolgen. Aus heutiger Sicht ethischer Debatten ist jedoch zumindest anzunehmen, dass diese Personkonzeptionen mit dem gegenwärtigen Demenz-Konzept kompatibel sind: In Analogie zu Diskussionen um den Status von Embryonen inner- oder ausserhalb des Mutterleibes (sogenannte Prä-Personen) wird in jüngsten Publikationen von schwer dementen Menschen als sogenannten Post-Personen gehandelt (vgl. McMahan 2002). Ihnen sei zwar noch mit Respekt vor der Person, die sie einmal waren, zu begegnen, aber nicht mehr mit der Anerkennung als Personen im Vollsinn. Als Konsequenz daraus ergibt sich im praktischen Bereich ebenso ein therapeutischer und – was wesentlich schwerer wiegt – pflegerischer Nihilismus wie auch explizite Forderungen nach der Anwendung von Sterbehilfemassnahmen bei schwer dementen Menschen.

*3.3 Vernachlässigung der zweiten Hälfte des Demenzprozesses*

Ein drittes Kernmoment des gegenwärtigen Demenz-Konzeptes ist durch eine Leerstelle bestimmt: Durch das Interesse der Medizin an der Diagnostik und der Suche nach kausalen Therapiemöglichkeiten konzentriert sich das gegenwärtige Demenz-Konzept nahezu vollständig auf die erste Hälfte der Demenz. Die Hilfskonstruktion der Trennung in Phasen und Stadien des Demenzprozesses führte in der medizinischen Betrachtungsweise dazu, die „zweite Hälfte" der Demenz – dann, wenn nach dem momentanen medizinischen Kenntnisstand „nichts mehr zu tun ist" (als Pflege), auszublenden (Kurz & Lauter 1999): Die zweite Hälfte des Demenz-Prozesses, in der die kognitiven Funktionen der Betroffenen stark eingeschränkt sind und die körperlichen Einbussen immer zahlreicher und ausgeprägter zum Vorschein treten, wird innerhalb des gegenwärtigen Demenz-Konzeptes stark vernachlässigt. Von Seiten der Medizin scheint hier keine Zuständigkeit mehr zu bestehen. Wird dieses Konzept mit seiner Konzentration auf die Anfangsphasen der Demenz unadaptiert in die Öffentlichkeit übertragen, findet nur eine Phase des langwierigen Demenzprozesses Aufmerksamkeit.

# 4. Integrative Demenz-Ethik: Prinzipien und Konkretionen

Das gegenwärtig vorherrschende Demenzkonzept stellt somit zwar ein mögliches Interpretationsmodell dar, das seine Attraktivität vor allem der Herkunft aus dem scheinbar objektiven Grundmuster der Naturwissenschaften verdankt. Allerdings liegen ihm Prämissen zugrunde, die sich aus dem funktionalen Zugang der Medizin an das Phänomen erklären: Aus einem methodisch bedingten Reduktionismus wird durch die Tradierung der medizinischen Konzeption in ein öffentliches Konzept ein anthropologischer Reduktionismus. In seinen Kernpunkten werden dabei bedeutsame Aspekte ausgeblendet. Die darin angelegten möglichen Folgen und Konsequenzen konnten weiter oben nur angedeutet werden.

Eine solidarische Gesellschaft kann sich damit nicht zufrieden geben und müsste konsequenterweise das derzeitige Demenz-Konzept prüfen und sich davon emanzipieren. Um eine ganzheitlichere Sicht auf die Demenz-Problematik und einen integrativen Umgang mit dementen Menschen zu ermöglichen, schlägt der vorliegende Ansatz vor, in einem ersten Schritt auf Prinzipien eines ganzheitlichen Menschenbildes hinzuweisen, auf dessen Fundament ein veränderter Umgang mit der Demenz-Problematik möglich wird oder werden sollte.

## 4.1 Prinzipien

Eine Ethik, die demente Menschen vor der Erosion in die Aberkennung des Personstatus bewahrt, kann einzig von der Grundannahme ausgehen, dass allen Menschen die Gesamtheit ihres Lebens über die gleiche Würde zukommt. Auf der Grundlage einer solchen Position herrscht entgegen den für das gegenwärtige Demenz-Konzept als anschlussfähig bezeichneten empiristischen Personkonzeptionen in der Nachfolge John Lockes der Grundkonsens vor, dass alle Menschen Personen sind (zum Personbegriff in der moralphilosophischen und moraltheologischen Tradition siehe Wildfeuer 1989). Damit ist auch die Konsequenz verbunden, dass jeder Mensch, gleich über welche aktuellen Fähigkeiten er verfügt, unter dem Schutz der Menschenwürde steht.

### 4.1.1 Identität und Kontinuität

Es ist ein und derselbe Mensch, der als Dementer über das gleiche Lebensrecht verfügt wie als Alternder, Erwachsener, Neugeborener oder Ungeborener. Die Identität der Person ist dabei immer auch die durch sie selbst oder andere Personen konstituierte Kontinuität mit dem Vergangenen (Kobusch 1993). Dieses Argument der Kontinuität der Person geht davon aus, dass die menschliche Existenz in einem einzigen Kontinuum verläuft, das sich in verschiedenen Lebensabschnitten ausdrückt, die jedoch alle zur Zeitgestalt ein und derselben über ihre verschiedenen Lebensphasen mit sich identischen Person gehören (Schockenhoff 1993).

Vor diesem Hintergrund gewinnt die Tatsache, dass der Demenz-Prozess ohne moralisch relevante Zäsuren verläuft, erst ihre volle Bedeutung. Keine noch so grosse Zahl von Plaquesablagerungen im Hirn eines alzheimer-dementen Menschen vermag es, einen Bruch darzustellen. Der Prozess der Demenz läuft auch aus medizinischer Sicht vielmehr als Kaskade ab, in der keine relevanten Einschnitte festzustellen sind. Zu jedem Zeitpunkt der Demenz steht der Mensch in Kontinuität mit seinem Leben voller individueller Vorlieben und Prägungen, die er zeit seines Lebens ausgebildet hat: „Auch wenn Menschen nicht in der Lage sind, sich selbst als Personen zu äussern, bleiben sie durch ihre vielfältigen Beziehungen zu anderen Personen sowie auf Grund ihrer leiblichen Präsenz für diese anderen als Person mit all ihren Rechten und Ansprüchen gegenwärtig" (Spaemann 1998). Wenn sich auch die Persönlichkeit eines Menschen im Lauf des Demenz-Prozesses verändert, so bleibt die Person des dementen Menschen sowohl identisch mit der Person vor Auftreten der ersten Symptome als auch über den Demenz-Prozess hinweg. Die aus der Medizin heraus funktional bedingte Trennung in Stadien der Demenz sollte im Rahmen eines integrativen Modells zugunsten eines den Verlauf betonenden Prozesses nicht mehr verwendet werden.

Darüber hinaus verlangt die Tatsache, dass ein dementer Mensch in der Endphase seines Lebens angelangt ist, zwar praktisch Rücksicht auf diese besondere anthropologische Lebenssituation. In grundlegender Hinsicht ändert dies jedoch nichts an seinem würdevollen Dasein. Eine Teilung in eine zu therapierende erste Hälfte der Demenz und eine gänzlich vernachlässigbare zweite Hälfte kommt von diesem anthropologischen Blickwinkel aus nicht in Frage.

### 4.1.2 Leib-Seele-Einheit

Im Gegensatz zum gegenwärtigen Diskurs ist die leib-seelische Einheit des Menschen ernst zu nehmen. Gegen eine einseitige Fixierung auf die Kognition ist daran zu erinnern, dass der Mensch zwar als ein vernunftbefähigtes Wesen bestimmbar ist, das aber seine Vernunftbegabtheit nicht zu jedem Zeitpunkt gleichermassen ausüben muss. Ein Personverständnis, das allein auf kognitive Fähigkeiten abhebt und der konkreten Leiblichkeit des Menschen keine Beachtung schenkt, bleibt abstrakt. „Es verfehlt die unhintergehbaren Existenzbedingungen konkreter Personen" zu der die Dimension der Leiblichkeit wesentlich gehört (Schockenhoff 2002).

Die Fixierung auf aktuell vorhandene geistige Leistungsfähigkeit im Rahmen reduktionistischer Personkonzeptionen hat einen weiteren entscheidenden Fehler: Sie setzt einen anthropologischen Dualismus, den man bereits für überwunden geglaubt hat, voraus und führt ihn unter säkularen Vorzeichen wieder in die Debatte ein. In dieser Sichtweise macht das aktuell vorhandene Bewusstsein mit seinen Kognitionsleistungen das Personsein aus. Der Körper erscheint dann nur noch als biologisches Beiwerk. Eine solche Nichtbeachtung der Leiblichkeit des Menschen verkennt allerdings die anthropologische Bedeutung des Körpers für die Person. Nur in seinem Leib kann der Mensch sich ausdrücken, begegnet er anderen Menschen und der Welt. Dabei hat die Leiblichkeit des Menschen auch eine moralische Bedeutung; erst die leibliche Ausdrucksfähigkeit ermöglicht den Selbstvollzug der Person. Daher gebührt ihr zeit ihres Lebens Achtung und Würde. Wir achten einen Menschen aber nur dann, wenn wir ihm in jeder Ausdrucksgestalt, in der er existiert, Würde und Achtung entgegenbringen. An diese Grundbedingung ist zu erinnern, wenn wir nach dem Personstatus dementer Menschen fragen.

Aus ihr fliesst eine weitere praktische Bedingung, die für eine Grundlegung eines neu konzipierten Demenz-Modells von Bedeutung ist. Auf die Bedeutung nicht-kognitiver Einbussen und Fähigkeiten haben auch Psychiater bereits aufmerksam gemacht Kurz & Lauter 1999; Haupt 1999). Künftig wird noch deutlicher auf die Grundbedingungen der Leiblichkeit bei Demenz einzugehen sein. Die konkrete Pflegesituation und die Bedürfnisse des Körpers dementer Menschen sollten demnach eingehender als bisher reflektiert werden.

### 4.1.3 Relationalität – Leben in Beziehungen

Einer bislang dominierenden Darstellung des dementen Menschen als monadisches Einzelwesen ist die Relationalität des Menschen gegenüberzustellen. Der Mensch kann sein Leben nur im Verhältnis zu anderen leben. Es gehört wesentlich zum Menschsein, dass man es nur in Relation, d.h. in Bezug auf andere und mit anderen zusammen ist.

Bezogen auf die Demenz bedeutet dies: Demente Menschen werden nicht zu Einzelwesen, auch wenn sie im Verlauf des Prozesses den Kontakt mit ihrer Umwelt nach und nach verlieren mögen. Selbst in der extremen Hilflosigkeit der Demenz kann die Würde des Menschen von anderen wahrgenommen werden. Die Sichtbarmachung von Würde ist ein interaktionelles Geschehen. Sie wird dem Dementen von demjenigen entgegengebracht, der ihn in seinem veränderten Sosein versteht und annimmt. Begegnung mit dementen Menschen bedeutet damit immer auch den Vollzug eines Anerkennungsaktes, indem der Angehörige, der Pflegende oder der Arzt seine persönliche Beziehungsfähigkeit zum Ausdruck bringt (vgl. Kitwood 1997).

Die Mitmenschen – konkret die Angehörigen und Pflegenden, im weiten Sinne die Gesellschaft – sind es, die dem dementen Menschen seine Würde entgegenbringen und die verletzliche Person vor unzulässigen Übergriffen oder der Aberkennung der Menschenwürde schützen. Innerhalb einer theologischen Anthropologie wird die besondere Berücksichtigung der Verletzlichkeit der Person und die geschuldete Solidarität besondere Aufmerksamkeit finden: Ähnlich wie eine Option für die Armen ist in den Fundamenten einer christlichen Lebensethik ein Vorrang der verletzlichen Person verankert. Dieser gebietet es, im praktischen Handeln Rücksicht zu nehmen auf die besondere Situation dementer Menschen und ihnen Pflege und Zuwendung zukommen zu lassen, um ihr persönliches Wohlbefinden zu stärken und es so lange und so gut es geht zu erhalten.

### *4.2 Konkretionen*

Aus dem bisher Gesagten folgt, dass eine integrative Demenz-Ethik am Personstatus dementer Menschen Mass nehmen muss. Das gegenwärtig vorherrschende Demenz-Konzept greift in dieser Hinsicht zu kurz. Ausgehend vom bislang Dargelegten, wird ein Demenz-Modell vorgeschlagen, das von einer geweiteten anthropologischen Grundlage ausgeht.

### 4.2.1 Medizin und Pflege

Eine integrative Demenz-Ethik wird um den Personstatus dementer Menschen willen stärker als bisher darauf achten, Medizin und Pflege zu verzahnen. So könnte gewährleistet werden, dass künftig nicht nur die ersten Phasen des Demenzprozesses Beachtung erfahren, sondern die Demenz als einheitlicher Prozess gesehen wird, innerhalb dessen auch die späten Phasen, wenn Palliation, Pflege und Begleitung im Vordergrund stehen, Berücksichtigung finden.

Angesichts der Verschiebung des Krankheitsspektrums von Akutkrankheiten zu chronischen Krankheiten im Allgemeinen werden Medizin und Ärzte ohnehin zunehmend mit den Aufgaben der Palliation konfrontiert. Es wäre zu wünschen, dass in die Diskussionen um ein sich veränderndes Aufgabenspektrum der Ärzte auch die Versorgung dementer und schwer dementer Menschen mit aufgenommen wird.

Als Bausteine einer an der Person des dementen Menschen orientierten Pflege könnten Elemente in den Vordergrund treten wie der Respekt vor persönlichen Präferenzen, die Wahrnehmungen der inneren Welt des Einzelnen, eine positive Sicht der Leiblichkeit, die Bedeutung von Gefühlen und Emotionen sowie eine besondere Beachtung zwischenmenschlicher Beziehungen. Die ethische Kompetenz wie auch die Sachkompetenz des Pflegepersonals müsste weiter gefördert werden. Der Verlauf eines demenziellen Prozesses verlangt von den professionell Pflegenden dabei immer wieder Änderungen und Wechsel in der Pflegeausrichtung. Diese kann adäquat nur durch das genaue Hinhören auf und Einfühlen in den Patienten gewährleistet werden. Dabei verlangt die Pflege eines dementen Menschen von den Pflegenden ein hohes Mass an menschlicher Kompetenz und die Bereitschaft, sich mit dem möglichen Leiden der Betroffenen, ihrem Lebensweg mit seinen Schwerpunkten und Weichenstellungen auseinander zu setzen.

Um das gegenwärtig vorherrschende Demenz-Konzept durch ein integratives Modell abzulösen, ist ein breiteres Engagement gesellschaftlicher Institutionen und Gruppen notwendig. Dies betrifft nicht nur den dringend notwendigen Dialog zwischen Medizin und Pflege. Brücken zwischen verschiedenen Disziplinen und Gruppierungen müssen auch in anderen Bereichen gebaut werden. Angesichts der demographischen Verschiebungen sind dringende politische Entscheidungen, die z. B. Wohnformen im Alter betreffen, erforderlich: Wie kann die grosse Zahl dementer Menschen in den kommenden Jahren und Jahrzehnten versorgt werden?

### 4.2.2 Betroffene und Angehörige

Die Bedeutung der relationalen Verfasstheit des Menschen tritt bei Demenz deutlich vor dem in der Medizin-Ethik derzeit hochgeschätzten Autonomieprinzip hervor, das bei der Demenz an seine Grenzen gelangt. Konkret folgt daraus die Forderung, das Betroffenen-Angehörigen-Verhältnis in den Blick zu nehmen.

Angehörige sind dabei in zwei Richtungen stärker als bislang ernst zu nehmen: zum einen in ihrer Rolle als nächste Bezugspersonen dementer Menschen, zum anderen in ihrer Rolle als selbst Betroffene. Als unmittelbare Bezugspersonen kommt den Angehörigen eine nicht hoch genug einzuschätzende Bedeutung zu. Sie sind es, die im Verlauf der Demenz für die Identität, Kontinuität und Relationalität dementer Personen bürgen: Durch die Kenntnis eines zumindest grossen Teiles der Lebensgeschichte und des Charakters der Betroffenen können sie Auskunft geben über Vorlieben und Abneigungen, wenn demente Menschen sich selbst nicht mehr äussern können. So belegen beispielsweise musiktherapeutische Ansätze, dass demente Menschen ein deutlich höheres Wohlbefinden beim Abspielen ihrer Lieblingsmusik zeigen. Auskünfte über solche Präferenzen sind in der Regel nur von vertrauten Bezugspersonen einzuholen.

Doch kommen Angehörige auch in ihrer Rolle als selbst „Betroffene" des demenziellen Prozesses in den Blick: Sie sind es, die ein Höchstmass an Pflege leisten und enormen Belastungen ausgesetzt sind – körperlich wie psychisch. Wenn der gewohnte Gesprächspartner verloren geht, gemeinsame Unternehmungen nicht mehr möglich sind, sind dies einschneidende Veränderungen in Beziehungen, die nicht spurlos an den Betroffenen vorbeigehen. Angehörige werden dann selbst zu der Begleitung Bedürftigen.

### 4.2.3 Fürsorge

Eine solidarische Gesellschaft wird die Beschäftigung mit dem Phänomen Demenz nicht weiter allein den Experten einer Disziplin überantworten. Indem eine Gesellschaft sich den mit dem Phänomen der Demenz verbundenen Problemen stellt und ein ganzheitliches Bild entwirft, wird sie ihrer Verantwortung gegenüber ihren schwächeren Mitgliedern gerecht werden. Die umfassende Auseinandersetzung mit Demenz wird nicht einfach sein, da anspruchsvolle Kompetenzen verlangt und unangenehme Themen berührt werden müssen. Alzheimer-Demenz führt nicht nur die Endlichkeit des menschlichen Lebens vor Augen, sondern verlangt auch ein Überdenken von in Medizin-Ethik und Gesellschaft gewohnten Prinzipien. Nicht zuletzt kommt die heute weithin verbreitete Absolutsetzung der Autonomie bei Alzheimer-Demenz an ihre Grenzen. Wo eine Verfügung über sich selbst nicht mehr ausgesprochen werden kann, wird sie leicht ersetzt durch eine Verfügung durch andere. An die Stelle einer Überbetonung des Selbstbestimmungsprinzips, wie es aus einer Abwehrhaltung gegenüber dem als negativ konnotierten Paternalismus heraus heute gefordert wird, wird das Element der Fürsorge treten müssen.

Ein Ethos der Fürsorge entspringt der Grundeinsicht in die Relationalität und das menschliche Angewiesensein auf andere. Indem es das Wohlergehen der hilfsbedürftigen Person in den Vordergrund stellt, sollte das Grundprinzip des pflegerischen, ärztlichen und gesellschaftlichen Ethos stärker betont werden. Eine fürsorgliche Gesellschaft wird das Wohlergehen dementer Menschen in den Mittelpunkt ihrer Bemühungen stellen. Indem sie Rücksicht auf alte, hilfsbedürftige Personen nimmt, spricht sie sich für eine Option des Schutzes verletzlicher Personen aus

## 5. Ausblick

In jeder Gesellschaft spiegelt der Umgang mit den schwächsten ihrer Mitglieder auch soziale Strukturen wider. Einer solidarischen Gesellschaft kommt die Aufgabe zu, sich über den Umgang mit dem neuen und wachsenden Phänomen Alzheimer-Demenz Rechenschaft abzulegen. Eine öffentliche Auseinandersetzung mit dem Thema Alzheimer-Demenz wird erst dann stattfinden können, wenn sich die eingangs beschriebene Dämonisierung aufzulösen beginnt. Eine Voraussetzung dazu ist, das Thema Demenz wieder in die Mitte der Gesellschaft zurückzuholen und es nicht weiter als ein rein medizinisches Phänomen, für dessen Behandlung Experten zuständig sind, zu definieren. Wenn sich die Gesellschaft dem Problem stellt, wird sie die Medizin von der ihr übertragenen alleinigen Verantwortung entlasten und sich selbst in die Pflicht nehmen lassen.

## *Literatur*

American Psychiatric Association (1980): Diagnostic and Statistical Manual of Mental Disorders (DSM-III). Washington.
Andreasen (2001): Brave new Brain. Conquering Mental Illness in the Era of the Genome. Oxford University Press, Oxford.
Bundesministerium für Familie, Senioren, Frauen und Jugend (2002): Vierter Bericht zur Lage der älteren Generation in der Bundesrepublik Deutschland: Risiken, Lebensqualität und Versorgung Hochaltriger – unter besonderer Berücksichtigung demenzieller Erkrankungen. Zugriff unter: http://www.bmfsfj.de/Kategorien/Publikationen/Publikationen,did=5362.html.
Jorm A. F., Korten A. S. (1987): The Prevalence of Dementia. A Quantitative Integration of the Literature, Acta Psychiatrica Scandinavica 76: 465–479.
Kobusch T. (1997): Die Entdeckung der Person. Metaphysik der Freiheit und modernes Menschenbild. Herver Verlag, Darmstadt.
Katzman R. (1976): The Prevalence and Malignancy of Alzheimer Disease: A Major Killer, Archives of Neurology 33: 217–218.
Kern A. O., Beske F. (1999): Entwicklung und Zahl der Demenzpatienten in Deutschland bis zum Jahr 2030. Triltsch Ochsenfurt, Kiel.
Kitwood T. (2000): Demenz. Der personzentrierte Ansatz im Umgang mit verwirrten Menschen. Verlag Hans Huber, Bern.
Kurz A., Lauter H. (1999): Klinische Aspekte der Alzheimer-Krankheit, in: Helmchen H., Henn F., Lauter H., Sartorius N.: Psychiatrie der Gegenwart, Bd. 4: Psychische Störungen bei somatischen Krankheiten. Springer, Berlin: 71–103.
Lanzerath D. (1998): Krankheit und ärztliches Handeln. Zur Funktion des Krankheitsbegriffs in der medizinischen Ethik. Verlag Karl Alber, Freiburg i. Br./München.
Lauter H., Mayer J. E. (1968): Clinical and Nosological Concepts, in: Müller C., Ciompi L. (Hg.): Senile Dementia. Clinical and Therapeutic Aspects. Verlag Hans Huber, Bern: 13–26.

McMahan I. (2002): The Ethics of Killing. Problems at the Margins of Life. Oxford University Press, Oxford.

Mayer K. U., Baltes P. B. (1999): Die Berliner Altersstudie. Das höhere Alter in interdisziplinärer Perspektive. Akademie Verlag, Berlin.

Morris D. B. (2000): Krankheit und Kultur. Plädoyer für ein neues Körperverständnis. Antje Kunstmann Verlag, München.

Nordenfelt L. (2003): Dignity and the Care of the Elderly, Medicine, Health Care and Philosophy 6: 103–110.

Nuland B. (1994): How We Die. Reflections on Life's Final Chapter. Vintage, New York.

Parfit D. (1984): Reasons and Persons. Oxford University Press, Oxford.

Schipperges H. (1999): Krankheit und Kranksein im Spiegel der Geschichte. Springer Verlag, Berlin.

Schockenhoff E. (2000): Ethik des Lebens. Ein theologischer Grundriss. Matthias-Grünewald-Verlag, Mainz.

Schockenhoff E. (2002): Der vergessene Körper. Über die Einheit von Person und menschlicher Natur, in: Zeitschrift für medizinische Ethik 48: 271–281.

Spaemann R. (1998): Personen. Versuche über den Unterschied zwischen „etwas" und „jemand". Klett-Cotta, Stuttgart.

Tanzi R. E., Parson A. B. (2000): Decoding Darkness. The Search for the Genetic Cause of Alzheimer's Disease. Basic Books, Cambridge.

Wetzstein V. (2003): Verlust des ‚Selbst'? Ethische Aspekte der Demenz, in: Gemeinsam Handeln. Referate auf dem 3. Kongress der Deutschen Alzheimer Gesellschaft Friedrichshafen, 12.–14. September 2002, Tagungsreihe der Deutschen Alzheimer Gesellschaft e.V.; Bd. 4: 389–397.

Wetzstein V. (2005): Diagnose Alzheimer. Grundlagen einer Ethik der Demenz. Campus, Frankfurt.

Wieland W. (1986): Strukturwandel der Medizin und ärztliche Ethik. Philosophische Überlegungen zu Grundfragen einer praktischen Wissenschaft. Springer, Heidelberg.

Wildfeuer A. G. (1998): „Person" [Artikel], in: Lexikon der Bioethik, Bd. 3. Gütersloher Verlagshaus, Gütersloh: 5–9.

# Ethische Dilemmas bei neurodegenerativen Krankheiten: Respektierung von Patienten mit schwindender Autonomiefähigkeit

Agnieszka Jaworska[1]

*Ein zentrales ethisches Dilemma, das bei Demenzkranken auftritt, ist der Konflikt zwischen früheren Wertvorstellungen des Patienten und seinen aktuellen Wünschen und Interessen. Hier wird oft argumentiert, dass Alzheimerpatienten zu einer umfassenden Beurteilung des eigenen Lebens nicht mehr befähigt seien und demnach die früheren Werte der Patienten den Ausschlag bei solchen Dilemmas geben sollten. Dieser Beitrag plädiert für eine alternative Sicht auf dieses Problem, indem der Blick auf die Autonomiefähigkeiten der Betroffenen geschärft wird. Demnach bildet die Fähigkeit zur Wertschätzung den Kern der Autonomie. Diese Fähigkeit bleibt im Verlauf einer Alzheimererkrankung lange erhalten, was auch neurowissenschaftliche Erkenntnisse bestätigen. Darauf aufbauend wird dafür argumentiert, dass Alzheimerkranke weiterhin Personen sind, deren Wertschätzen unseren moralischen Respekt verdienen und deren Interessen nicht leichtfertig übergangen werden dürfen.*

---

[1]  Der Beitrag ist eine übersetzte und leicht adaptierte Fassung von: A. Jaworska: Ethical dilemmas in neurodegenerative disease: respecting patients at the twilight of agency. In: Judy Illes: Neuroethics. Oxford University Press: 87–101. Die längere Originalfassung erschien in der Zeitschrift Philosophy & Public Affairs 28(2) (1999): 105–138. Die dort geäusserten Ansichten entsprechen nicht notwendigerweise der Politik der National Institutes of Health, dem Public Health Service oder dem US Department of Health and Human Services. Übersetzung: Markus Christen. Die Fussnoten wurden nicht übersetzt. Wir danken dem Verlag für die Genehmigung zum Abdruck dieses Artikels.

## 1. Einführung

Neurodegenerative Erkrankungen beeinflussen die ethischen Erfordernisse beim Umgang mit Individuen grundlegend. Der langsame Verfall des Gehirns verändert die psychologischen und geistigen Fähigkeiten des betroffenen Individuums, das in einer ethischen Beziehung zu seinen Mitmenschen steht. Solche Veränderungen sind dann am deutlichsten sichtbar, wenn die Wünsche und Interessen des Betroffenen mit jenen Werten in Konflikt treten, die er vor Beginn der neurodegenerativen Krankheit hatte. Wie soll eine Pflegekraft auf einen solchen Konflikt reagieren? Welchen Präferenzen soll sie Vorrang geben? Die Antwort auf solche Fragen hängt davon ab, welche ethisch relevanten Eigenschaften der betroffene Patient noch besitzt – sowohl in metaphysischer als auch psychischer Hinsicht. Denn solche Dilemmas können nicht nur mittels einer begrifflichen Analyse aufgelöst werden, es braucht auch den Einbezug empirischer Fakten. Da die Neurowissenschaft fortlaufend ihre Kenntnisse darüber erweitert, wie genau die unterschiedlichen neurodegenerativen Krankheiten die psychologischen Funktionen und Fähigkeiten einer Person zersetzen, gewinnt dieses Wissen für die Analyse solcher Dilemmas zunehmend an Bedeutung. Dieser Beitrag soll am Beispiel der Alzheimer-Erkrankung verdeutlichen, wie ethische Begriffsanalyse und neurowissenschaftliches Wissen bei der Untersuchung solcher Dilemmas zusammenspielen.

Ich vertrete die philosophische Ansicht, dass die aktuellen Interessen eines Individuums nicht übergangen werden dürfen, solange es die Fähigkeit zur Wertschätzung[2] besitzt. Die Beurteilung, ob das betroffene Individuum zu solchen Wertschätzungen fähig ist, beruht dabei auf einer wissenschaftlich gestützten Abklärung anhand der Frage, wie lange ein Mensch, der von einer bestimmten neurodegenerativen Er-

---

2   Der englische Ausdruck lautet „to value", der im Deutschen unterschiedliche Bedeutungen haben kann. Im Kontext dieses Artikels geht es aber nicht um Aspekte wie „bewerten" oder „werten" von Situationen und dergleichen, sondern darum, dass eine Person die Fähigkeit hat, etwas (eine Einstellung, ein Ereignis im Leben des Betroffenen etc.) als „wichtig" bzw. „wertvoll" ansehen zu können. Wir übersetzen demnach den Ausdruck „to value" mit dem deutschen Wort „wertschätzen" bzw. „Wertschätzung" (substantiviert).

krankung betroffen ist, über diese Fähigkeit verfügt bzw. wann er diese verliert. Im Fall von Alzheimer zeigt die aktuelle Forschung, dass sich diese Fähigkeit nur langsam zurückbildet und sie – zumindest in einigen Fällen – auch noch bei einem stark fortgeschrittenen Krankheitsverlauf besteht. Dies mag bei anderen neurodegenerativen Krankheiten anders sein, was durch entsprechende Forschungen untersucht werden müsste. Kernpunkt meiner nachfolgenden Argumentation ist aber, dass diese Fähigkeit zur Wertschätzung ein Schlüsselpunkt hinsichtlich der Frage ist, inwieweit die aktuellen Interessen von Menschen mit neurodegenerativen Erkrankungen in ethischer Hinsicht berücksichtigt werden sollten.

## 2. Das Dilemma

Beginnen wir mit einem Fallbeispiel (dieser Fall wurde mir von einem Familienmitglied der betroffenen Person vermittelt. Zum Schutz der Privatsphäre sind alle Namen geändert):

Frau Rogoff war immer schon eine unabhängige Frau. Sie stammte aus einer Immigrantenfamilie und musste für ihre Lebensziele hart arbeiten. Die meiste Zeit ihres Lebens führte sie erfolgreich einen Laden für alkoholische Getränke. In ihrer Gemeinde wurde sie als ausgezeichnete Köchin und Gastgeberin bekannt. Sie war eher introvertiert, lebte gerne alleine und legte grossen Wert auf ihr äusseres Erscheinungsbild.

Kurz nachdem sie achtzig Jahre alt geworden war, erlitt sie eine Schädigung des Bewegungssystems, was eine riskante neurochirurgische Operation nötig machte. Sie unterzog sich dieser Prozedur, unterstrich dabei aber, dass sie lieber sterben wolle als nach der Operation gelähmt zu sein. Sie verfasste eine Patientenverfügung und hielt dort fest, dass sie auf jegliche lebensverlängernden Massnahmen verzichten wolle, wenn sie zu einer Belastung für ihre Familie würde oder ihre jetzige Lebensqualität nicht mehr aufrechterhalten könne.

Die Operation verlief erfolgreich, doch kurze Zeit später zeigten sich bei Frau Rogoff Gedächtnis- und Wortfindungsstörungen, also erste Anzeichen einer Demenz. Mit steigender Desorientierung stellte ihre Tochter die Haushälterin Fran ein, die bei Frau Rogoff einzog. Fran betreute Frau Rogoff, wie man sich um ein Kind kümmern würde. Frau Rogoff wiederum genoss das Zusammenleben mit Fran sowie die Besuche ihrer Enkel und erzählte ihnen etwas schräge Geschichten aus ihrem Leben. Sie schaute oft fern und vermischte zunehmend ihre Lebensgeschichten mit den Geschichten der diversen Fernsehserien. In ihren wachen Momenten sagte Frau Rogoff ihren Enkeln, dass sie Angst vor dem Sterben habe und „nirgendwo hingehen möchte".

Fran musste täglich Entscheidungen für Frau Rogoff treffen: Soll sie Frau Rogoff anziehen, wenn ihre Familie zu Besuch kommt, obwohl diese viel lieber den Pyjama anbehalten möchte? Soll sie sie baden, obwohl Frau Rogoff Angst vor Wasser hat? Oder grundsätzlich: Sollen sich diese Entscheidungen am früheren Wunsch von Frau Rogoff nach einem tadellosen Äusseren orientieren? Die Tochter von Frau Rogoff sah sich zusätzlich mit schwerwiegenden Fragen konfrontiert: Soll sie die Ersparnisse ihrer Mutter für die Bezahlung von Fran verwenden, damit sie möglichst lange mit ihrer Haushälterin zusammenleben kann? Oder soll sie ihre Mutter in ein Heim bringen, so dass wahrscheinlich mehr Geld übrig bleibt, um am Lebensende den Letzten Willen ihrer Mutter erfüllen zu können? Welchen Behandlungen soll sie zustimmen, wenn ihre Mutter eine schwere, aber behandelbare Krankheit erleidet?

Menschen, die Alzheimerkranke pflegen – Angehörige, Pflegekräfte, Ärzte, Forschende – sehen sich regelmässig mit solchen widersprüchlichen Fragen konfrontiert und diese Dilemmas werden zunehmen, da sich die Babyboom-Generation nun dem Alter nähert, in dem sich das Risiko für Alzheimer deutlich erhöht. Die Art und Weise der Dilemmas dürfte sich im Einzelfall unterscheiden, doch im Kern haben sie die gleiche Struktur. Es entsteht ein Konflikt zwischen den Werten und Einstellungen, die die Betroffenen vor ihrer Erkrankung hatten, und den Interessen, die sie während ihrer Demenz äussern. Die Zwickmühle ist kurzgefasst: Sollen wir in unserem Bemühen, einen demenzkranken Menschen bestmöglichst zu respektieren, bei Entscheidungsproblemen den ursprünglichen Werten und Haltungen der Person Priorität geben oder vielmehr den gegenwärtigen Interessen Vorrang einräumen?

## 3. Philosophische Antworten auf das Dilemma

In der philosophischen Diskussion finden sich zwei grundlegende Positionen zum Umgang mit diesem Dilemma, die am klarsten von Rebecca Dresser und Ronald Dworkin vertreten werden. Gemäss Dresser sollten Entscheidungen, die eine demente Person zu einem bestimmten Zeitpunkt betreffen, den Bedürfnissen dieser Person zu diesem selben Zeitpunkt entsprechen. Die Berücksichtigung früherer Werte und Einstellungen, die der Betroffene nicht mehr teilt und die mit seinen aktuellen Interessen nicht mehr übereinstimmen, ist für den Patienten nutzlos (Dresser 1986).

Dworkin widerspricht dieser Argumentation und führt überzeugende Gründe für eine Beachtung der früheren Werte und Wünsche einer dementen Person auf (Dworkin 1993: 218–37). Nach ihm verletzen bzw. schädigen wir sowohl die Autonomie als auch das Wohlergehen einer dementen Person, wenn wir uns nicht an jenen Wünschen orientieren, die zu einem Zeitpunkt geäussert wurden, als sie noch autonom handeln und selbstständig beurteilen konnte, was ihr gut tut.

Ich werde nachfolgend eine alternative Position sowohl zu jener von Dresser als auch zu jener von Dworkin vertreten. Wie Dresser werde ich die aktuellen Interessen dementer Menschen stärker würdigen – aber aus anderen Gründen als sie: Ich behaupte, dass viele dieser Patienten immer noch zu einem wesentlichen Grad fähig sind, autonom zu handeln und noch die Autorität über ihr Wohlergehen haben. Jedoch werde ich ganz andere Faktoren von Autonomie und Wohlergehen hervorheben, als dies Dworkin tut: So betont er die Autonomie in der Entscheidungsfindung und meint, dass das Wohlergehen einer Person im Wesentlichen davon abhängt, ob ihr Leben (als Ganzes) mit dem eigenen Lebensentwurf übereinstimmt. Ich hingegen assoziiere Autonomie mit der Fähigkeit des Wertschätzens sowie Wohlergehen damit, in Einklang mit den eigenen Wertschätzungen zu leben (Jaworska 1997). Die zentrale Frage bei der respektvollen Pflege dementer Personen ist demnach nicht „Kann dieser Patient zu einer rationalen Entscheidung kommen?", oder „Kann dieser Patient erfassen, was insgesamt für sein Leben am besten ist?", sondern „Kann dieser Patient noch Wertvorstellungen formulieren?". Ich werde zeigen, dass diese Fähigkeit des Wertschätzens während einer Demenz nicht vollständig verloren geht, und in dem Masse, in dem sie existiert, ist der Respekt vor den unmittelbaren Interessen einer dementen Person weder deren Wohlergehen noch dem Respekt gegenüber ihrer Autonomie entgegengesetzt.

Die Argumentation von Dworkin ist dabei ein guter Ausgangspunkt, zumal ihr Kern durchaus plausibel ist: Hat eine Person ihren Status als *agent* – als ein Wesen, das seine Handlungen selbst anleiten kann – verloren, so sollten grundsätzlich vor der Krankheit vertretenen Werte der Person massgeblich sein, auch wenn sie diese in ihrem jetzigen Zustand nicht mehr einschätzen und mittragen kann. Dieser Kern der Argumentation von Dworkin verweist auf den springenden Punkt unseres Dilemmas: Wann genau im Prozess einer demenziellen Erkrankung gehen jene Fähigkeiten verloren, die ein *agent* besitzen sollte, um als solcher zu gelten? Obwohl ich dieses Vorgehen von Dworkin wohlbegründet finde, werde ich dabei zwei zentrale Prämissen in seiner Argumentation anfechten. Hinsichtlich des Wohlergehens widerspreche ich der Auffassung Dworkins, dass demente Personen keine „kritischen Interessen" mehr formulieren könnten. Bezogen auf das Argument, welches die Autonomie betrifft, bezweifle ich die Prämisse, dass demente Patienten ihre „Autonomiefähigkeit" nicht mehr besitzen. In beiden Fällen werde ich rekonstruieren, wie sich die problematischen Prämissen in Dworkins Argumentation ergeben und dann einen alternativen Zugang hinsichtlich der relevanten Fähigkeiten von *agency* entwickeln.

## 4. Wohlergehen neu fassen

### *4.1 Zwei Arten von Interessen*

Gehen wir davon aus, dass die Steigerung des Wohlergehens eines dementen Patienten ein wichtiges Ziel einer Pflegekraft ist, so müssen wir zwei Arten von Interessen unterscheiden, die eine demente Person haben kann. Dworkin bezeichnet diese als „erfahrungsbezogene" *(experiential)* bzw. „kritische" *(critical)* Interessen. Erfahrungsbezogene Interessen betreffen die Wahrnehmungen und die mentalen Zustände der betroffenen Person. Wir haben ein Interesse daran, Genuss, Befriedigung, Freude, Behagen, die Abwesenheit von Schmerz und dergleichen zu erfahren. Die Frage, welche mentalen Zustände hier bedeutsam sind, hängt ausschliesslich davon ab, wie diese Erfahrungen von der betreffenden Person wahrgenommen werden. Doch die meisten von uns haben auch sogenannte „kritische Interessen" – Interessen, in unserem Leben Dinge zu tun oder zu haben, die wir als gut erachten und

Dinge zu meiden, die wir als schlecht betrachten – unabhängig davon, welche Erfahrungen mit der Wahrung dieser Interessen verbunden sind. Beispielsweise kann es im kritischen Interesse einer Person liegen, ein guter Soldat zu sein oder für eine harmonische Familie zu sorgen – ganz gleich, wie viel Belastung oder Mühe die Verfolgung dieser Interessen bedeuten.

Erfahrungsbezogene Interessen sind zeitlich gebunden: Um sie zu einem gewissen Zeitpunkt zu befriedigen, muss die betroffene Person diese Interessen in dieser Zeit auch haben. Beispielsweise macht es nur dann Sinn, ein erfahrungsbezogenes Interesse an guter Gesellschaft zu haben, wenn man die Anwesenheit von Gästen zum Zeitpunkt ihres Eintreffens wirklich geniesst. Bei kritischen Interessen ist dies nicht so. Es macht auch dann Sinn, solchen Interessen zu entsprechen, wenn man sich selbst nicht mehr gewahr ist, dass diese während eines gewissen Zeitraums befriedigt werden – etwa wenn man bewusstlos, dement oder gar tot ist. Die Befriedigung eines kritischen Interesses betrifft nur das Objekt des Interesses (bzw. nur die Frage, ob das Objekt dieses Interesses realisiert worden ist). Das schliesst ein, dass das Schicksal der Person selbst für diese Befriedigung irrelevant ist, vorausgesetzt, dass das Objekt des Interesses ausserhalb der betreffenden Person liegt. Beispielsweise ist das kritische Interesse eines Vaters am Wohlergehen seiner Familie nicht daran gebunden, dass der Vater weiss, dass es seiner Familie gut geht. Man kann dieses Interesse auch verfolgen, wenn man dem Vater an seinem Totenbett versichert, für das Wohlergehen seiner Witwe und seiner Kinder zu sorgen und dieses Versprechen dann auch hält.

Dworkin räumt ein, dass Alzheimerpatienten auch im Spätstadium der Krankheit Genuss und Frustration erleben, also erfahrungsbezogene Interessen haben können. Er interpretiert demnach das oben formulierte Dilemma als einen Konflikt zwischen den erfahrungsbezogenen Interessen während der Demenz und den kritischen Interessen derselben Person als gesunder Mensch. Dworkin setzt zudem voraus, dass demente Patienten – zumindest diese in seinen Beispielen – zum Zeitpunkt ihrer Krankheit keine kritischen Interessen mehr formulieren können. Nun argumentiert er, dass eine demente Person trotz der Tatsache, dass sie ihre (früheren) kritischen Interessen nicht mehr zu äussern vermag, diese kritischen Interessen auch zum Zeitpunkt der Demenz noch besitzt. Denn kritische Interessen sind nicht zeitlich gebunden und – wie obige Beispiele zeigen – können sie auch dann befriedigt werden, wenn die betroffene Person gar nicht mehr weiss, dass sie ihren kritischen Interessen gemäss behandelt worden ist, weil sie beispielsweise bewusstlos, dement oder tot ist. So kann ein dementer Patient, der keine aktuellen kritischen Interessen mehr formulieren kann, dennoch einige seiner kritischen Interessen haben, die er bekundete, als er noch gesund war. Und dies bedeutet, dass der Konflikt, der in unseren Dilemmas auftritt, am besten als Konflikt zwischen den erfahrungsbezogenen und kritischen Interessen, welche die demente Person *gleichermassen* zum Zeitpunkt ihrer Demenz hat, beschrieben werden kann.

Diese Beschreibung erklärt, wie das Dilemma gelöst werden sollte. Bei einer „normalen", kompetenten Person deren erfahrungsbezogene Interessen (die z. B. auf deren Wohlgefühl zielen) mit deren kritischen Interessen (ihren grundlegenden Urteile und Werte) in einen Konflikt geraten, zögern wir nicht, ihren kritischen Interessen den Vorrang einzuräumen. Wir gehen davon aus, dass dies insgesamt am besten für sie ist. Zum Beispiel akzeptieren wir, dass es im besten Interesse eines besorgten Vaters ist, seine Bequemlichkeit (d.h. sein erfahrungsbezogenes Interesse an seinem eigenen Wohlgefühl) zurückzustellen, um sein kritisches Interesse an der Zukunft seiner Kinder zu verfolgen. Die Situation der dementen Person ist von der gleichen Art: Sie steht vor einem Konflikt zwischen ihren andauernden erfahrungsgemässen Interessen und ihren andauernden kritischen Interessen und es ist besser für sie, letzteren mehr Gewicht einzuräumen. In unserem Fall heisst das beispielsweise, dass wir Frau Rogoff viel mehr helfen, wenn wir ihr kritisches Interesse, ihrer Familie nicht zur Last zu fallen, stärker berücksichtigen als das erfahrungsbezogene Interesse, fern zu sehen oder Geschichten zu erzählen.

Diese Analyse von Dworkin steht und fällt mit der Annahme, dass demente Personen keine kritischen Interessen mehr formulieren können. Ist diese Annahme falsch, so haben wir es beim oben beschriebenen Problem mit einem Dilemma zwischen *aktuellen* und *früheren* kritischen Interessen zu tun – und die von Dworkin beschriebene Argumentation würde es erlauben, den aktuellen kritischen Interessen Vorrang zu geben. Denn dieser Fall unterscheidet sich nicht von der bekannten Situation, wonach sich die kritischen Interessen von Personen im Verlauf ihres Lebens ändern können: Neue Dinge können wichtig werden und es ist das beste für den Betroffenen, diese neuen Interessen gegenüber den früheren höher zu gewichten.

Der Vorschlag, dass auch demente Personen kritische Interessen formulieren können, bedeutet jedoch nicht, dass diese Interessen völlig neuartig und entgegengesetzt zu allen früheren kritischen Interessen sein müssen. Was zählt ist der Grad der Verpflichtung gegenüber diesen kritischen Interessen, die sich im Lebensvollzug der dementen Person zeigen. Schliesslich sind die meisten faktischen Dilemmas zwischen früheren und aktuellen kritischen Interessen dementer Personen nicht von der Art, dass völlig unterschiedliche Interessen in Konflikt geraten. Vielmehr verlieren die Menschen im Verlauf ihrer Demenz einige ihrer komplexeren kritischen Interessen, während einfachere kritische Interessen an Bedeutung gewinnen.

Dworkin verteidigt seine Behauptung, dass demente Personen keine kritischen Interessen mehr formulieren können, wie folgt:

> Im vorgerückten Stadium der Demenz verlieren Alzheimerkranke die Fähigkeit, darüber nachzudenken, wie sie ihr Leben als Ganzes erfolgreich gestalten wollen. Sie sind gegenüber ihrem Selbst ignorant – nicht im Sinn eines Amnesiekranken, der sein vergangenes Leben nicht mehr kennt – aber dies in fundamentaler Hinsicht: Sie haben den Sinn verloren, ihr Leben als Ganzes zu betrachten, als einen Zusammenhang zwischen Vergangenem und Zukünftigen, der Gegenstand einer Wertschätzung oder einer Sorge sein kann. Sie haben keine Pläne oder Projekte mehr für eine erfolgreiche Lebensgestaltung. Sie haben demnach zum Zeitpunkt ihrer Demenz keine Meinung mehr über ihre eigenen kritischen Interessen (Dworkin 1993, S. 230).

Mit der Behauptung, demente Personen hätten über ihre kritischen Interessen keine Meinung mehr, setzt Dworkin gleichzeitig voraus, dass man einen Sinn für sein Leben als Ganzes haben muss, damit sich kritische Interessen ergeben. Diesen Sinn jedoch würden demente Personen im Verlauf ihrer Demenz relativ früh verlieren. Gemäss Dworkin stammen kritische Interessen aus „Überzeugungen darüber, was ein Leben als Ganzes lebenswert machen" (Dworkin 1993: 201–2). Doch müssen kritische Interessen wirklich der gesamten Lebensgestaltung der betroffenen Person entsprechen? Hier halte ich eine alternative Sichtweise, die sich implizit auch in den Überlegungen von Dworkin finden, für plausibler.

Kritische Interessen können auch als etwas angesehen werden, das nicht auf eine derart umfassende Vorstellung über das eigene gute

Leben basiert, sondern lediglich Überzeugungen darüber zum Ausdruck bringen, was einem im Leben gut tut. Dworkin selbst beschreibt „Meinungen über eigene kritische Interessen" als „Meinungen darüber, was einem gut tut" (Dworkin 1993, 202) – was impliziert, dass es hier um Meinungen über Wertschätzungen geht und dass die Fähigkeit, kritische Interessen zu formulieren, mit der Fähigkeit einhergeht, solche Wertschätzungen zu erzeugen. Und es erscheint möglich, dass eine Person während eines gewissen Zeitpunkts eine solche Wertschätzung vornimmt, ohne dass diese gleich Bezug auf das Leben der Person als Ganzes nimmt. Derartiges zeigt sich evidenterweise in Personen mit schweren Gedächtnis- und Sprachstörungen, die sich durchaus über ihre Situation im Klaren sind und diese zutiefst bedauern. Ich hatte kürzlich mit einem Patienten zu tun, der auf die einfache Frage, was er diesen Tag gemacht habe, mit grosser Mühe seine Gedanken und Worte ordnen musste und schliesslich nach mehreren Anläufen mit zitternder Stimme antwortete: „Hier erleben Sie den Effekt von Alzheimer." Es gab keinen Zweifel, dass dieser Mann, der kaum Zugriff auf „sein Leben als Ganzes" hatte, dennoch in der Lage war, seine schwindenden Fähigkeiten zum Reden und Denken wertzuschätzen und darüber ein grosses Bedauern empfand.

## 4.2 Wertschätzungen verstehen

Intuitiv ist es leicht zu erkennen, wenn jemand eine Wertschätzung und nicht nur eine einfachere Einstellung wie etwa ein Verlangen, eine Begierde oder einen Wunsch ausdrückt. Doch um zu zeigen, dass die Fähigkeit des Wertschätzens kein Gespür für das eigene Leben als Ganzes voraussetzt, soll nachfolgend verdeutlicht werden, was Wertschätzungen sind und wie sich diese von anderen Fähigkeiten unterscheiden, bei denen auch Dworkin zugesteht, dass Alzheimerpatienten diese haben können.

Der Hauptunterschied zwischen *simplem* Begehren und Wertschätzungen ist folgender: Man betrachtet es als angemessen, ein Verlangen, das man als nicht wichtig erachtet, tendenziell zu beseitigen – doch im Fall einer Wertschätzung würde man dies als deplatziert ansehen. Wenn man in Erwägung zieht, frei von purer Begierde zu sein, kann das sogar mit einem Gefühl der Erleichterung einhergehen. Die Möglichkeit hingegen, etwas nicht mehr wertzuschätzen, was man aktuell als wertvoll erachtet, würde man immer als Verarmung, Verlust oder Fehler betrachten. Wir alle kennen klare Fälle von Gelüsten, die nicht Gegenstand einer Wertschätzung sind. Denken wir an den Priester, der sich seiner sexuellen Verlangen entledigen will oder an eine zeitweise depressive Person, die sich dem Drang nach Selbstverletzung widersetzt. Und selbst wenn die Haltung gegenüber dem eigenen Verlangen neutraler ist, etwa indem man dieses als eine Art Ärgernis betrachtet: Solange man damit leben kann, dieses Verlangen nicht zu haben, reden wir nicht von etwas Wertgeschätztem, sondern eben nur von einem Begehren. Die Lust auf bestimmte Nahrungsmittel ist hier ein typischer Fall. Hingegen ist man nicht indifferent gegenüber einem möglichen Verlust, eine wichtige Freundschaft plötzlich nicht mehr wertzuschätzen; wir würden dies bedauern. Im Umgang mit Alzheimerpatienten stellen wir denn auch immer wieder exemplarisch fest, dass sie grosse Angst davor haben, Dinge nicht mehr wertschätzen zu können, die ihnen einst wichtig waren.

Wertschätzungen haben demnach Eigenschaften, die einem simplen Begehren fehlen. Wir halten es für einen Fehler, die Wertschätzung für etwas zu verlieren, das uns wichtig ist. Wir erachten diese Wertungen als korrekt – zumindest als für uns korrekt. So können wir auch Gründe angeben, warum wir etwas wertschätzen, indem wir das Wertgeschätzte in einen grösseren normativen Zusammenhang stellen. Wir erlauben damit auch, dass Wertschätzungen richtig oder falsch sein können und demnach Gegenstand von Kritik und Revision sind. Zumindest gelten gewisse Konsistenzbedingungen, denn, wenn wir eine Sache wie auch ihr Gegenteil wertschätzen, geraten wir in einen Erklärungsnotstand. Ist einem beispielsweise Treue in einer Beziehung sehr wichtig, so kann man nicht gleichzeitig Untreue in derselben Beziehung hochhalten, obgleich es für beide Haltungen gute Gründe geben mag. Wertschätzt man die Treue gegenüber seinem Partner, so muss man davon Abstand nehmen, gewisse Freiheiten in Beziehungen ebenfalls wertzuschätzen. Sieht man diesen Fall aber als ein Problem des Begehrens (eines Anderen) an, so kann die Ambivalenz erhalten bleiben: Man kann sowohl jene Intimität begehren, die nur in einer festen Partnerschaft gelebt werden kann, als auch gleichzeitig den Reiz des Neuen begehren.

Ein weiterer Unterschied zwischen Wertschätzen und Begehren ist, dass die Wertschätzungen einer Person mit ihrem Selbstwert verbunden sind. Man bewertet sich als Person auch dahingehend, wie sehr man jenen Werten folgt, die man sich gesetzt hat. Gewiss tun dies nicht alle Personen gleichermassen, demzufolge ist es auch kein notwendiges Kriterium für das Vorliegen einer Wertschätzung. Doch es ist ein hinreichendes Kriterium: Jede Person, die ein Selbstbild hat, das an Ideale geknüpft ist, an denen sie ihren Selbstwert misst, ist zweifellos eine Person mit der Fähigkeit zur Wertschätzung.

Ich habe demnach zwei Eigenschaften von Wertschätzungen identifiziert: die Person meint, dass ihre Wertschätzungen richtig sind und die Orientierung an diesen Wertschätzungen ist mit dem Selbstwert der Person verknüpft. Diese Eigenschaften bedingen nicht, dass die Person eine Vorstellung über das gesamte eigene Leben hat. Zudem ist anzufügen, dass Dworkin seine Argumentation auch dann aufrecht erhalten kann, wenn er nur die Fähigkeit zur Wertschätzung als Basis dafür nimmt, dass eine Person kritische Interessen haben kann. Denn der Kern in Dworkins Argumentation hinsichtlich der Rückstellung erfahrungsbezogener Interessen Demenzkranker gegenüber ihren kritischen Interessen in einer Dilemmasituation ist ja, dass letztere beim Bestimmen, was für einen Menschen am besten ist, meist als wichtiger angesehen werden. Kritische Interessen aber sind deshalb von solchem Gewicht, weil sie mit den Wertschätzungen verknüpft sind, die der jeweilig Betroffene hat. Dieses Gewicht wiederum hängt jedoch nicht davon ab, ob der Betreffende eine umfassende Vorstellung über das eigene gute Leben hat.

Überwiegt beispielsweise das kritische Interesse eines Vaters am Wohlergehen seiner Kinder gegenüber seinem erfahrungsbezogenen Interesse am eigenen Wohlgefühl, so geschieht dies unabhängig davon, ob er die Wertschätzung seiner Kinder an seinen gesamten Lebensplan knüpft. Um also der an sich überzeugenden Argumentation von Dworkin zu folgen, wonach im Dilemmafall kritische Interessen die erfahrungsbezogenen Interessen in den Hintergrund drängen, dürfen wir nicht zusätzlich davon ausgehen, dass man nur dann kritische Interessen haben kann, wenn die Person diese in eine umfassende Idee des eigenen guten Lebens einbauen kann. Es reicht, kritische Interessen einer Person an ihre Überzeugungen zu knüpfen, was für sie gut ist – also an die Wertschätzungen dieser Person.

*4.3 Wertschätzungen beruhen nicht auf einer umfassenden Beurteilung des eigenen Lebens*

Meine bisherigen Ausführungen beruhen auf drei Behauptungen: Erstens, kritische Interessen einer Person sind mit deren Wertschätzungen verbunden; zweitens, begrifflich können solche Wertschätzungen unabhängig von der Fähigkeit der Person existieren, ihr Leben als Ganzes beurteilen zu können; und drittens, auch in dieser Interpretation bleibt Dworkins Argument gültig. Von diesen drei Behauptungen ist wohl die zweite die umstrittenste. In folgendem Abschnitt zeige ich nun, wie zahlreiche Erfahrungen mit Alzheimerpatienten verdeutlichen, dass sich die Fähigkeit der Wertschätzung von der Fähigkeit, sein Leben als Ganzes zu beurteilen, entkoppeln kann.

Betrachten wir folgendes Beispiel von Frau D, einer Patientin befragt in der Studie von Sabat (1998), bei der fünf Jahre zuvor Alzheimer diagnostiziert wurde. Hinsichtlich des Grads ihrer Beeinträchtigung wurde sie wie folgt eingeschätzt:

> … sie war moderat bis schwerwiegend betroffen (Stufe 4 gemäss der Global Deterioration Scale, mit einem Score von 7 gemäss dem Mini-Mental Stage Test). Sie kannte weder den Namen und das Datum des jeweiligen Tages, noch den aktuellen Monat, die Jahreszeit und das Jahr. Sie wusste nicht, in welcher Stadt und in welchem Land sie lebt … sie unterschätzte ihr Alter … sie hatte Schwierigkeiten beim Finden der Toilette im Tagespflegeheim, das sie zweimal pro Woche besuchte. (Sabat 1998, 46)

Die Gedächtnisschwäche von Frau D war ziemlich schwerwiegend. Da sie offenbar kein Gefühl für den Zeitfluss sowie Schwierigkeiten bei der Bildung neuer Gedächtnisinhalte hatte, würde Dworkin sie zweifellos als eine Person bezeichnen, die die Fähigkeit, ihr Leben als Ganzes zu beurteilen, verloren hat – zumal sie den Sinn verloren hatte, „ihre Vergangenheit mit ihrer Zukunft zu verknüpfen". Dennoch benahm sich Frau D immer noch wie eine Person, die Wertschätzungen vornimmt. Beispielsweise stellte sie sich oft als freiwillige Versuchsperson im Rahmen von Experimenten an den *National Institutes of Health* zur Verfügung. Dieser Entschluss entstammte zwar nicht aus einer umfassenden Beurteilung ihrer Lebensvorstellungen. Sie fühlte jedoch klar, dass dieser Entschluss richtig war: „Das schöne daran ist: ich hätte ‚nein' sagen können; doch glaub mir, ich kann damit mir wie auch meinen Mitmenschen helfen, wenn ich es tue." (Sabat 1998, 46) Ihre Überzeugung, es wäre falsch gewesen, „nein" zu sagen, kam in dieser Aussage ziemlich deutlich zum Ausdruck – und sie brauchte für ihren Entscheid auch nicht darüber nachzudenken, wie sie ihr Leben als Ganzes erfolgreich gestalten will. Vielmehr basierte dieser Entscheid auf einer im Hier und Jetzt getroffenen Wertschätzung. Man gewann den Eindruck, dass Frau D damit einem Teil ihrer Persönlichkeit Ausdruck verliehen hat, der von allen anderen Beeinträchtigungen relativ unberührt geblieben ist.

Ein weniger altruistisches Beispiel ist folgender Interviewpartner von Sabat: Dr. B war ein Alzheimerpatient, der in den im obigen Zitat beschriebenen Tests noch schlechter abschnitt als Frau D. Wie Frau D konnte er „den jeweiligen Tag, die Woche, den Monat und das Jahr nicht nennen" (Sabat 1998, 41). Die Fähigkeit, sein Leben als Ganzes zu beurteilen, war mit Sicherheit nicht besser als bei Frau D. Doch auch er wahrte die Fähigkeit zur Wertschätzung. So interessierte er sich zunehmend für das Forschungsprojekt von Sabat. Obgleich er das Projekt nur rudimentär verstand, betrachtete er es als seine „Errettung", als eine Möglichkeit, sich trotz seinen Behinderungen für etwas zu engagieren, das mehr ist als nur ein „Lückenfüller" (Sabat 1998, 41). Er erklärte Sabat mehr oder weniger explizit, dass er das Projekt als wichtig und angebracht betrachtet: „Wissen Sie, ich denke als Grund ist das, ich denke das ist ein *wirklich gutes* Projekt, ein grosses Projekt, und ich denke, Sie sehen das auch so. Das ist ein wahrlich wissenschaftliches Projekt" (Sabat 1998, 41–2, Hervorhebung der Autorin). Diese Beurteilung des Projekts ging Hand in Hand mit einer Hebung des Selbstwertgefühls von Dr. B als Folge seiner Beteiligung am Projekt. Dies zeigte sich deutlich an seinem Vergleich seiner Mitarbeit mit den anderen Aktivitäten im Pflegezentrum: „Wenn ich mit Ihnen arbeite, dann kann ich, dann kann ich wirklich dreissig Mal mehr machen, aber in dieser Gruppe hier [im Heim] bin ich *nichts*" (Sabat 1998, 41, Hervorhebung der Autorin). Dass seine Teilnahme am Projekt seinen Selbstwert derart erhöhte, verdeutlicht seine Wertschätzung des Projekts.

Das Fallbeispiel von Frau Rogoff zeigt ebenfalls, dass die Fähigkeit zur Wertschätzung die Fähigkeit, das eigene Leben als Ganzes betrachten zu können, zu überdauern vermag. Ihre Vermischung der TV-Geschichten mit ihrer eigenen Lebensgeschichte verdeutlicht, dass sie nicht mehr in der Lage war, den ganzen Lebenszusammenhang zu erfassen. Doch sie ist immer noch eine Person, die zu Wertschätzungen in der Lage ist. Das zeigt sich beispielsweise darin, wenn ihre Reputation als ausgezeichnete Köchin auf dem Spiel steht. Sie wurde wütend, als sich Fran zunehmend der Küche bemächtigte. Eines Tages, als Fran einen leckeren Hühnerbraten servierte, bestand Frau Rogoff darauf, ihr Abendessen selbst zuzubreiten und bat ihre Enkelin heimlich, ihr eine „Henne mit fünf Schenkeln" zu bringen – was ihren Versuch verdeutlichte, Fran eine Nasenlänge voraus zu sein. In solchen Situationen überliess Fran Frau Rogoff jeweils einfache Küchenaufgaben, um sie zu beruhigen. Auch hier zeigt sich die noch vorhandene Fähigkeit zur Wertschätzung am Effekt der entsprechenden Handlungen auf die Selbstachtung der Person. Ihr Selbstbild leidet, wenn immer Frau Rogoff bemerkt, dass Fran als kulinarische Expertin zu ihr aufschliesst – und dieser Effekt wird abgeschwächt, wenn Frau Rogoff in irgendeiner Form am Kochen beteiligt werden kann.

## 4.4 Neurowissenschaftliche Einsichten zur Fähigkeit des Wertschätzens

Meine Beobachtung, wonach sich die Fähigkeit zur Wertschätzung von der Fähigkeit, sein Leben als Ganzes beurteilen zu können, unterscheidet, wird durch die aktuelle Forschung im Bereich Neurophysiologie und Neuropathologie der Alzheimererkrankung gestützt. Die Schädigung von Neuronen durch die Erkrankung erfolgt nicht gleichmässig im ganzen Kortex. So ist insbesondere eine Region betroffen, die für eine integrale Erfassung des eigenen Lebens notwendig ist, nicht aber für Wertschätzungen.

In der frühen Phase der Alzheimererkrankung werden vorab Zellen des Hippocampus geschädigt. Auch im Zug des Voranschreitens der Krankheit ist diese Region deutlich stärker betroffen als andere Regionen (Geula 1998, Laakso et al. 2000). Der Hippocampus hat eine entscheidende Funktion für die Bildung von explizit zugänglichen Gedächtnisinhalten über Fakten und Ereignisse, die in das Langzeitgedächtnis überführt werden. Schädigungen dieser Region beeinträchtigen das Kurzzeitgedächtnis sowie die bereits im Langzeitgedächtnis abgelegten Inhalte nicht, verhindern aber die Übertragung von Inhalten vom Kurz- in das Langzeitgedächtnis (Squire & Zola-Morgan 1991, Riedel

& Micheau 2001). Eine Person mit geschädigtem Hippocampus kann demnach weiterhin sowohl unmittelbare Erfahrungen verarbeiten als auch auf früher geschaffene Gedächtnisinhalte zurückgreifen. Sie verliert aber die Fähigkeit, das neu Erfahrene abzuspeichern und vergisst beispielsweise, was sie einen Tag zuvor erlebt hat (Squire & Zola-Morgan 1991).

Genau diese Beeinträchtigungen gelten auch als erste Anzeichen einer Alzheimererkrankung im frühen Stadium – und sie sind die Basis für die Feststellung von Dworkin, wonach Alzheimerpatienten den Sinn für ihr Leben als Ganzes verlieren. Ein geschädigter Hippocampus verunmöglicht es einer Person, die Narration ihrer Autobiografie aktuell zu halten. Sie vergisst kontinuierlich ihre unmittelbare Vergangenheit und verliert damit, in den Worten von Dworkin, die Fähigkeit „ihre Vergangenheit mit ihrer Zukunft zu verknüpfen", die er als zentral für die Erzeugung kritischer Interessen ansieht.

Es gibt aber keine Anhaltspunkte dafür, dass eine Schädigung des Hippocampus das Eintreten für kritische Interessen verunmöglicht, wenn diese – in meinem Sinne – als Ergebnis einer Wertschätzung verstanden werden. Selbst die Entfernung des Hippocampus führt zwar in extremem Masse zu der oben beschriebenen Beeinträchtigung des Gedächtnisses, lässt aber andere geistige Funktionen unbeeinflusst (Young & Young 1997, 204). Zudem gibt es deutliche neurophysiologische Hinweise dafür, dass andere Hirnregionen entscheidend zur Fähigkeit des Denkens und Entscheidens beitragen, insbesondere wenn persönliche und soziale Aspekte betroffen sind, die mit Emotionen verknüpft sind (Damasio 1994). Es ist demnach anzunehmen, dass Vorabschäden in dieser Region die Fähigkeit des Wertschätzens beeinträchtigen können.

Nehmen wir das Beispiel von Elliot, einem Patienten mit einem geschädigten ventromedialen Präfrontalkortex [der untere, vordere Teil des Kortex: Erklärung des Übersetzers]. Er bestand mit Bravour eine ganze Serie psychologischer Tests betreffend Intelligenz, Zugriff zu Wissen, Sprachvermögen, Gedächtnis, Aufmerksamkeit und elementares Denkvermögen, war aber dennoch praktisch unfähig, im Alltag Entscheidungen zu fällen (Damasio 1994). Er zeigte keinerlei Auffälligkeiten im zielgerichteten Denken oder abstrakten Problemlösen, er konnte auch für eine gegebene Situation mehrere Handlungsoptionen aufzählen und deren Konsequenzen bedenken. Beeinträchtig war hingegen die Fähigkeit, sich für eine dieser Optionen zu entscheiden. Obwohl er diese umfassend analysieren konnte, meinte er: „Ich weiss immer noch nicht, was ich machen soll!" (Damasio 1994, 49). Seine emotionalen Reaktionen und Gefühle waren abgestumpft und dies „machte es ihm unmöglich, die verschiedenen Optionen zu bewerten, so dass seine ‚Entscheidungs-Landschaft' flach blieb" (Damasio 1994, 51). Ihm fehlte der Anstoss, eine Wertschätzung vorzunehmen: Er konnte sich auf nichts einlassen, er sorgte sich um nichts.

Elliot fehlte offenbar der unabdingbare Kern der Fähigkeit des Wertschätzens. Wenn immer man etwas mit Wert belegt – sei dies eine Freundschaft oder eine bestimmte Gemeinschaft –, so liegt dieser Wertebildung eine emotionale Bindung zugrunde. Man würde nicht von „Wertschätzung" oder „Engagement" sprechen, gäbe es keinen Zusammenhang zwischen dem Denken und Handeln einer Person gegenüber dem von ihr wertgeschätzten Dingen sowie ihrem emotionalen Innenleben. Gewiss ist es so, dass die Überzeugung, es sei richtig für etwas einzutreten, Gegenstand äusserer Kritik sein kann und man zahlreiche kognitive Fähigkeiten haben muss, um ein robustes Set an Wertschätzungen zu erlangen. Doch das Eintreten für solche Überzeugungen verlangt, dass man dem Objekt der Wertschätzung eine emotionale Signifikanz einräumt und man dem Objekt gegenüber entsprechende emotionale Haltungen und Reaktionen hat, so dass diese Objekte sich einfach wichtig für einen „anfühlen" (Jaworska 1997). Da Elliots affektiver Bezug zu solchen Objekten wie betäubt war, war er unfähig zu einer Wertschätzung.

Die mit der Alzheimererkrankung einhergehenden neuronalen Schädigungen dürften im Krankheitsverlauf ebenfalls jene Regionen betreffen, die Voraussetzung für die Fähigkeit sind, „Ereignissen eine emotionale Qualität zu geben, so dass diese für die betroffene Person wichtig werden können" (Soursen & Franssen 1994: 52). Die Beeinträchtigung von Hirnregionen, die für die Fähigkeit des Wertschätzens notwendig sind, geschieht aber deutlich später als die Schädigung des Hippocampus (Braak & Braak 1995). Es ist deshalb plausibel anzunehmen, dass Alzheimerpatienten zwar die Fähigkeit verlieren, das Leben als Ganzes beurteilen zu können, währenddessen die Essenz der Fähigkeit des Wertschätzens noch über lange Zeit im Krankheitsverlauf erhalten bleibt.

Im neuropathologischen Bild einer voll entwickelten Alzheimer-Krankheit ist der Verlust des Sinns, sein Leben als Ganzes zu sehen, ein akutes Phänomen, während die Schädigung von Regionen, die für das Wertschätzen bedeutsam sind, selektiver erfolgt. Es kann demnach erwartet werden, dass ein Patient in mittleren Stadien der Erkrankung zwar einige, nicht aber alle seiner früheren Wertschätzungen verloren hat. Die Schädigung des Hippocampus dürfte es verhindern, neue dauernde Wertschätzungen zu erlangen. Durch den selektiven Verlust von Wertschätzungen dürften aber in den genannten Dilemmas die noch Verbleibenden an Bedeutung gewinnen, wie man dies auch in den Fallbeispielen beobachten kann. Es findet gewissermassen eine Rekonfiguration der verbliebenen Wertschätzungen statt, was potenziell zu einem Konflikt zwischen dem alten und neuen System von Wertschätzungen führen kann.

Zusammengefasst habe ich in diesem Abschnitt dafür argumentiert, dass die Fähigkeit des Wertschätzens von der Fähigkeit, sein Leben als Ganzes zu beurteilen, unterschieden werden kann und dass demenzkranke Personen erstere Fähigkeit durchaus über längere Zeit erhalten können, währenddessen sie letztere bereits verloren haben. Wir haben auch gesehen, dass – zumindest wenn das Wohlergehen Demenzkranker im Fokus ist – Dworkins Empfehlung, die aktuellen Wünsche Demenzkranker zugunsten ihrer kritischen Interessen zurückzustellen, vom Vorliegen ebendieser Fähigkeit des Wertschätzens abhängig gemacht werden sollte. Ein „Dworkinianer" sollte sich demnach an dieser Fähigkeit orientieren, wenn man ethisch begründen will, warum es richtig sein kann, den augenblicklichen Bedürfnissen einer dementen Person nicht Folge zu leisten. Wenn ein Demenzkranker in der Lage ist, für Wertschätzungen einzutreten, haben wir keinen Grund gesehen, die damit einhergehenden Wünsche zugunsten früherer Wertschätzungen der Person abzublocken. Die entsprechenden Empfehlung von Dworkin finden hier demnach keine Anwendung.

## 5. Autonomiefähigkeit überdenken

Behandeln wir nun in einem zweiten Schritt die Respektierung der Autonomie Demenzkranker, was wir als das primäre Ziel der Pflegenden solcher Patienten betrachten können. Wie präsentiert sich unser Dilemma aus der Perspektive der Autonomie?

Folgen wir der Argumentation von Dworkin, so müssten wir klären, ob ein dementer Patient immer noch zur Autonomie befähigt ist. Dies basiert auf der Idee, dass die Respektierung der Autonomie eines Patienten deshalb ethisch geboten ist weil die Autonomiefähigkeit selbst moralisch wichtig ist. Ist eine Person nicht mehr fähig, ihre Autonomie auszuüben, fördert die Erfüllung ihrer spontan geäusserten Wünsche die Autonomie der Person in keiner Weise, so das Argument. In diesem von Dworkin gezeichneten Bild besteht der Respekt vor der Autonomie dementer Patienten demnach darin, dass man deren früher vorhandene Autonomiefähigkeit respektiert. Dies geschieht dadurch, indem man die von der Person früher geäusserten Wünschen und Interessen – d.h. als diese von der Person noch autonom formuliert werden konnten – solange als möglich befriedigt. Wie im vorangegangenen Abschnitt erläutert, können die kritischen Interessen einer Person auch dann noch als Orientierungspunkt gelten, wenn die Betreffenden die Befriedigung ihrer Interessen gar nicht mehr wahrnehmen können. Demzufolge besteht in der Argumentation von Dworkin die einzige Möglichkeit zur Respektierung der Autonomie Demenzkranker, die ihre Autonomiefähigkeit verloren haben, darin, dass man sich an deren früher geäusserten kritischen Interessen orientiert. Er geht davon aus, dass jene dementen Patienten, denen sein Interesse gilt, ihre Autonomiefähigkeit verloren haben. Um den Respekt vor ihrer Autonomie zu gewährleisten, muss man sich somit an ihren früher geäusserten Wünschen orientieren, die Ausdruck der damals von diesen Patienten besessenen Autonomiefähigkeit sind.

Die Behauptung, dass Demenzkranke ihre Autonomiefähigkeit verloren hätten, ist in dieser Argumentation von Dworkin zweifellos zentral. Doch wie plausibel ist die von Dworkin vorgeschlagene Interpretation von „Autonomiefähigkeit"?

*5.1 Voraussetzungen der Autonomiefähigkeit*

Dworkin beschreibt Autonomiefähigkeit als „die Fähigkeit, seiner eigenen Persönlichkeit Ausdruck zu verleihen – also den Werten, Verpflichtungen, Überzeugungen sowie kritischen und erfahrungsbedingten Interessen, für die man im Leben einsteht" (Dworkin 1993, 224). So verstanden ist Autonomie die Fähigkeit, vollständig für sein Leben verantwortlich zu sein und den eigenen Werten und Überzeugungen im Verlauf des Lebens Wirkung geben zu können. Demente Personen können diese Fähigkeit im Krankheitsverlauf sicher bald einbüssen, da sie das Verständnis für ihre Umwelt verlieren und desorientiert werden – und damit nicht mehr in der Lage sind, ihren Wertvorstellungen und Überzeugungen in ihrem alltäglichen Leben Ausdruck zu verleihen.

Doch nehmen wir einmal an, dass eine demente Person, die immer noch Wertschätzungen besitzt, Hilfe darin erhalten würde, diesen Wertschätzungen Wirkung zu geben. Stellen wir uns beispielsweise einen dementen Mann vor, der seine Unabhängigkeit über alles andere stellt, aber nicht mehr weiss, was er alleine überhaupt noch machen kann. Müsste er auf sich allein gestellt Entscheidungen treffen, würden diese seine Unabhängigkeit nicht fördern und ihm womöglich sogar Schaden zufügen. Doch nehmen wir weiter an, seine Familie habe Vorkehrungen getroffen, so dass er in einem begrenzten Spielraum unabhängig sein kann. So verstanden kann der Mann in einem gewissen Sinn seine Autonomiefähigkeit immer noch ausleben: Er lebt gemäss seinen Werten und Überzeugungen, nutzt aber externe Hilfe, um diese in alltägliche Handlungen übersetzen zu können. Dies eröffnet eine neue Möglichkeit, Autonomiefähigkeit zu verstehen – nicht als ein Vermögen, die eigenen Überzeugungen ohne Hilfe anderer in die Tat umzusetzen, und auch nicht als eine Fähigkeit, in komplexen Lebensumständen die angemessene autonome Entscheidung zu treffen. Autonomiefähigkeit ist in erster Linie die Befähigung, eigene Wertvorstellungen und Überzeugungen zu erzeugen – unabhängig davon, ob man auch in der Lage ist, diese eigenständig in reale Handlungen übersetzen zu können.

In seinen eigenen Ausführungen dazu, warum demente Personen ihre Autonomiefähigkeit verloren haben, betont Dworkin, dass Demente „keine wahrnehmbaren Zielsetzungen haben, nicht einmal kurzfristiger Art (Dworkin 1993, 225). Vermutlich denkt Dworkin, dass Alzheimerpatienten deshalb keine kurzfristigen Ziele hätten, weil sie eine Handlungsfolge immer wieder neu beginnen müssen, zumal die Patienten im Zug der Handlung vergessen, was sie überhaupt machen wollten. Doch hier sollte man unterscheiden zwischen dem Unvermögen, die eigenen Absichten planvoll umzusetzen und dem Fehlen der Absichten selbst. Wir können uns beispielsweise einen Alzheimerkranken vorstellen, der konstant etwas Bestimmtes will, beispielsweise sich nützlich machen und Anerkennung bekommen, diese Absicht aber nicht planvoll umsetzen kann, weil er nicht weiss, wie er das anpacken soll und er wiederholt die Übersicht über seine Handlungsfolge verliert. Dworkin scheint es um letztere Mängel zu gehen, wenn er davon spricht, dass Demente ihre Autonomiefähigkeit verloren haben – obgleich er explizit betont, es ginge ihm um das Fehlen konsistenter Absichten.

Zusammengefasst sind gemäss Dworkin Alzheimerkranke deshalb nicht autonom, weil sie allein nicht in der Lage sind, ihr Leben zu meistern. Sie haben die Fähigkeit verloren, ihre Präferenzen in angemessene Entscheidungen und Handlungen zu übersetzen – anders gesagt, die Fähigkeit zum zielgerichteten Denken und Planen.

Es gibt aber keinen guten Grund, Autonomie nur jenen Menschen zugestehen zu wollen, die diese genannten Befähigungen besitzen. Gerade die Beispiele von Elliot und anderen Patienten mit präfrontalen Schäden zeigen, dass zielgerichtetes Denken und Planen keineswegs der Ausgangspunkt von Autonomiefähigkeit sein kann – solange die betroffene Person nicht weiss, nach welchen Leitsätzen sie ihr Leben ausrichten will. Vielmehr ist es die Befähigung, sich solche Leitprinzipien zu geben, welche die Autonomie begründet, während zielorientiertes Denken und Planen hier eher Mittel darstellen, diesen Leitprinzipien Ausdruck zu verleihen. Entsprechend ist die Fähigkeit, eigene Leitprinzipien zu erzeugen, eine notwendige Bedingung für Autonomie, während man der autonomen Person die Mittel für deren Umsetzung auch von aussen zur Verfügung stellen kann. Die Fähigkeit, sich jene Prinzipien zu geben, die das eigene Leben leiten sollen, bildet demnach die Essenz der Autonomiefähigkeit – und nicht das Vermögen, diese Leitprinzipien auch in die Tat umsetzen zu können.

Dworkins Analysen fokussieren dann eher untergeordnete Aspekte der Autonomiefähigkeit. Um jedoch eine überzeugende Alternative geben zu können, müssen wir nachfolgend verdeutlichen, worin genau der Kern der Autonomiefähigkeit besteht und was als Leitprinzip für das eigene Leben gelten kann. Es sollte nicht jeder x-beliebige Wunsch den Status eines solchen Leitprinzips beanspruchen können, zumal sich eine Person ja von ihrem Begehren distanzieren und dieses nicht als genuin eigenes Bedürfnis identifizieren kann. So muss nun ein Ausgangspunkt für Autonomie formuliert werden. Ich will den Vorschlag untersuchen, ob die betreffende Person ihr Leitprinzip als korrekt ansehen muss, damit dieses Leitprinzip eine angemessene Grundlage für ihre Autonomie sein kann.

## 5.2 Wertschätzungen als Ausgangspunkt für Autonomie

Um diesen Vorschlag zu verfolgen, untersuchen wir den hypothetischen Fall eines Wesens, das unfähig ist, die Richtigkeit oder Angemessenheit seines Begehrens zu beurteilen. Kann ein solches Wesen autonom sein? Nehmen wir an, dieses Wesen kann kontrollieren, ob es einem plötzlich auftretenden Verlangen nachgibt oder nicht. Nun sind zwei Möglichkeiten denkbar. Einerseits kann das Wesen gegenüber der Frage, ob es dem Verlangen nachgeben soll oder nicht, völlig indifferent gegenüberstehen. Es kann einfach feststellen, dass es gewisse Neigungen hat, ohne aber irgendwelche Werte mit diesen Neigungen zu verbinden, auch wenn das Wesen lange darüber nachdenkt. Andererseits kann das Wesen auch gar nicht in der Lage sein, die Vor- und Nachteile gewisser Neigungen überhaupt nur zu bedenken – insofern stellt sich die Frage gar nicht erst. In beiden Fällen fehlt also eine Billigung eines auftretenden Verlangens durch dieses hypothetische Wesen. Genau aus diesem Grund ist ein derartiges Begehren zu passiv und kann also nicht als ein authentisches Leitprinzip für Selbstbestimmung gelten. Solche authentische Leitprinzipien müssen daher von der betreffenden Person in irgendeiner Weise als korrekt oder angemessen für die Person selbst angesehen werden.

Entsprechend meinen früheren Ausführungen muss ein solches Leitprinzip den Status einer Wertschätzung haben. Wie zuvor erklärt, spezifizieren Wertschätzungen, was für eine Person korrekt und angemessen ist und funktionieren in diesem Sinne als Massstab für das eigene Handeln. Wertschätzungen sind zudem mit dem Selbst einer Person verknüpft, zumal diese ihren Selbstwert am Grad der faktischen Orientierung an den eigenen Wertschätzungen misst. Diese Verbindung verdeutlicht, dass Wertschätzungen genuine Leitprinzipien einer Person sind – sie bilden damit ein angemessenes Fundament für Selbstbestimmung.

Wir können somit den Befund verdeutlichen, dass Autonomiefähigkeit die Festlegung eigener Leitprinzipien bedeutet. Wenn solche Leitprinzipien Wertschätzungen sind, so bildet die Fähigkeit des Wertschätzens den Ausgangspunkt der Autonomiefähigkeit, selbst wenn andere, eher instrumentelle Befähigungen, fehlen.

Gewiss bedeutet das Vorliegen der Fähigkeit des Wertschätzens in einer Person nicht, dass diese ihre Autonomiefähigkeit vollständig ausschöpfen kann. Voll entwickelte Autonomie beinhaltet nicht nur das Handeln aufgrund eigener Prinzipien und Überzeugungen, sondern auch die Fähigkeit, diese zu hinterfragen und gegebenenfalls zu revidieren, so dass diese schliesslich ausdifferenziert und robust sind. Die Fähigkeit des Wertschätzens markiert vielmehr den Minimalstandard der Autonomiefähigkeit, während andere Fähigkeiten diese ausbauen und verfeinern. Dennoch unterstützt allein die Fähigkeit des Wertschätzens massgeblich die Autonomiefähigkeit einer Person.

*5.3 Die Autonomie von Alzheimerpatienten*

Alzheimerpatienten verfügen über die Fähigkeit des Wertschätzens noch lange nach dem Verlust anderer autonomierelevanter Fähigkeiten, wie eigene Entscheidungen zu fällen oder selbstständig zu leben. So erschliesst sich beispielsweise die Überzeugung von Frau D, ihren Mitmenschen soweit als möglich zu helfen, im Interview als genuines Leitprinzip. Sie spricht davon, wie jeder andere von seinen eigenen Leitprinzipien sprechen würde. Da Frau D aber selbst in einer gewohnten Umgebung nur mit Mühe die Toilette finden kann, braucht sie offensichtlich Hilfe bei der Umsetzung ihres altruistischen Leitprinzips – sie hätte sich wohl kaum selbst für eine Studie anmelden können, um ihren Mitmenschen zu helfen. Dennoch konnte sie mit der Hilfe anderer ein Leben entlang ihren eigenen Leitprinzipien führen und damit ihre Autonomie bis zu einem gewissen Grad ausleben.

Ein zentrales Symptom der Alzheimererkrankung ist, wie wir oben gesehen haben, die Unfähigkeit, neue Langzeitgedächtnisinhalte zu generieren. Dies beeinträchtigt zwar nicht die Fähigkeit des Wertschätzens, doch es erschwert die Umsetzung von Wertschätzungen im alltäglichen Leben enorm – noch deutlich stärker als es das Verständnis vom Leben als Ganzes betrifft. Bereits eine moderate Schädigung des Langzeitgedächtnisses schränkt den Zugriff einer Person auf Informationen über die Welt um sie herum ein und verzerrt die Einschätzung der eigenen Kompetenz; sie beeinträchtigt die Fähigkeit der Person, gemäss ihren eigenen Werte zu handeln.

Diese Zwangslage, wonach ein Demenzkranker zwar seine Wertschätzungen formulieren kann, aber kaum über Fähigkeiten verfügt, diesen in seinem Leben Ausdruck zu verleihen, wird durch das Buch von Ann Davidson illustriert, in dem sie den Kampf ihres Mannes Julian gegen Alzheimer beschreibt. So hatte beispielsweise Julian darauf bestanden, eine Dankesrede für einen Anlass zu verfassen, an dem seine wissenschaftlichen Leistungen geehrt werden sollten. Auf sich alleine gestellt, konnte er nur verwirrte Sätze formulieren wie [nicht übersetzt]:

> ... it will be a pleasure and joy to come back with and me tu omar see and and attend to the evening of June and its and day ... Although I have not in worked in the day most loved and I will be a persual ... strangely I was finished re this important and pleasure. (Davidson 1997, 210).

Doch wenn Ann ihren Mann sorgfältig befragte um herauszufinden, was er sagen wollte

> sprach er unsicher aber leidenschaftlich über das Ende seiner Karriere. In entstellten Sätzen beschrieb er seine Einstellung zur Wissenschaft und warum er aufhören musste. Er wollte, dass seine Mitarbeiter wussten, warum er aufhört. Er wollte auch verdeutlichen, dass Menschen mit Alzheimer immer noch ‚normale Menschen' sind (Davidson 1997, 210).

Julian kommunizierte seine Überzeugung, dass seine Leidenschaft für die Wissenschaft zu ihm passte und dass es richtig gewesen war, dies seinen Kollegen zu erklären. Zweifellos hat er hier einer Wertschätzung Ausdruck verliehen – seinen eigenen Idealen. Gleichzeitig brauchte er die Hilfe von Ann, um diese Wertschätzungen in angemessene Handlungen zu übersetzten – er konnte selbst nicht mehr beurteilen, dass Ann diese Rede überarbeiten musste und dass es besser war, dass jemand anders als er die Rede vorträgt.

So gibt es zahllose Beispiele von Alzheimerkranken, die wertschätzen können aber in ihrer Entscheidungsfähigkeit beeinträchtigt sind. Nach meiner Einschätzung verfügen diese Patienten immer noch über den Kern von Autonomiefähigkeit. Entsprechend verlangt der Respekt vor der Autonomie dieser Menschen, dass Pflegende deren *aktuelle Autonomiefähigkeit* achten müssen. Dies bedingt allerdings ein stärkeres Eingebundensein des Pflegenden in den Alltag des Kranken als dies bei anderen Arten von Patienten der Fall ist. Alzheimerpatienten muss man in ihrer Autonomiefähigkeit fördern, indem man ihnen soweit als möglich dazu verhilft, nach ihren noch verbliebenen Wertschätzungen leben können. Das bedeutet unter anderem auch, dass man abschätzen muss, wie dies in einer Realität geschehen kann, die der

Kranke selbst nicht mehr ganz versteht. Was dies konkret bedeuten kann, zeigt sich in den Fallbeispielen von Julian Davidson's Frau, der Betreuerin von Frau Rogoff und dem Forscher, der mit Dr. B arbeitet. Zuweilen kann diese Förderung der Autonomie auch ein Handeln gegen explizite Wünsche des Kranken bedeuten. So hat Ann Davidson ihrem Mann nicht erlaubt, seinen konfusen Vortrag zu halten und Fran konnte es Frau Rogoff nicht erlauben, wieder selbst zu kochen. Pflegende von Demenzkranken wiederum müssen vermehrt auf deren Wertschätzungen achten und weniger auf deren konkrete Entscheidungen. Doch solange ein Demenzkranker noch die Fähigkeit zur Wertschätzung besitzt, erlaubt es der Respekt vor dessen Autonomie nicht, dass man seine unmittelbaren Interessen im Ganzem ignorieren kann.

Zusammengefasst halte ich entgegen den Annahmen von Dworkin fest: Im Fall von Demenz sollte Autonomiefähigkeit nicht als das Vermögen angesehen werden, sein Leben selbstständig zu leben oder den Prozess einer Entscheidung von A bis Z beherrschen zu können; sondern als die Fähigkeit, eigene Wertschätzungen formulieren zu können, die dann gegebenenfalls auch von anderen erkannt und umgesetzt werden. Ein Alzheimerpatient ist vielleicht zu desorientiert, um einen eigenen Lebensplan zu entwickeln oder sich auch nur für eine bestimmte Behandlung zu entscheiden. Doch solange dieser Patient eigene Wertschätzungen hat, ist er im elementaren Sinne zur Selbstbestimmung befähigt und dieser Sachverhalt verdient unseren Respekt. Eine generelle Empfehlung, die aktuellen Interessen und Wünsche eines Alzheimerpatienten im Namen von dessen Autonomie zu missachten, ist nicht gerechtfertigt.

# 6. Schlussfolgerung

Unabhängig davon, ob wir das Wohlergehen oder die Autonomie von Alzheimerpatienten als Ausgangspunkt unserer Überlegungen nehmen, sollten wir ethische Dilemmas als Folge einer Demenz mit der Einsicht von Julian Davidson angehen, wonach von Alzheimer Betroffene immer noch „normale Menschen" sind. In zumindest einigen moralisch relevanten Eigenschaften sind auch viele Alzheimerkranke überraschend ähnlich wie wir selbst. Die neurowissenschaftlichen Erkenntnisse über den Verlauf dieser Krankheit stützen die Beobachtung, dass Alzheimerpatienten (zumindest nicht vor dem Endstadium der Krankheit) die Fähigkeit zur Wertschätzung nicht unbedingt verloren haben. Sie sind also weiterhin Personen, deren gegenwärtige Interessen unseren obersten moralischen Respekt verdienen.

*Literatur*

Braak E., Braak H. (1995): Staging of Alzheimer's disease-related neurofibrillary changes. Neurobiology of Aging 16: 271–278.
Damasio A. R. (1994): Descartes' Error: Emotion, Reason, and the Human Brain. New York: Putnam.
Davidson A. (1997): Alzheimer's, a Love Story: One Year in my Husband's Journey. Secausus NJ: Carol.
Dresser R. (1986): Life, death, and incompetent patients: conceptual infirmities and hidden values in the law. Arizona Law Review 28: 373–405.
Dworkin R. (1993): Life's Dominion: An Argument about Abortion, Euthanasia, and Individual Freedom. News York: Knopf.
Geula C. (1998): Abnormalities of neural circuitry in Alzheimer's disease: hippocampus and cortical cholinergic innervation. Neurology 51: S18–S29.
Jaworska A. (1997): Rescuing Oblomov: a search for convincing justifications of value. Ph.D. Dissertation. Harvard University.
Laakso M.P., Hallikainen M., Hänninen T., Partanen K., Soininen H. (2000): Diagnosis of Alzheimer's disease: MRI of the hippocampus vs. delayed recall. Neuropsychologia 38: 579–584.
Riedel G., Micheau J. (2001): Function of the hippocampus in memory formation: desperately seeking resolution. Progress in Neuro-Psychopharmacological and Biological Psychiatry 25: 835–853.
Sabat S.R. (1998): Voices of Alzheimer's disease sufferers: a call for treatment based on personhood. Journal of Clinical Ethics 9: 38–51.
Souren L., Franssen E. (1994): Broken Connections: Alzheimer's Disease, Part I (trans RMJ van der Wilden-Fall). Lisse, The Netherlands: Swets and Zeitinger.
Squire L.R., Zola-Morgan S. (1988): Memory: brain systems and behavior. Trends in Neuroscience 11: 170–175.
Squire L.R., Zola-Morgan S. (1991): The medial temporal lobe memory system. Science 253: 1380–1386.
Young P.A., Young P.H. (1997): Basic Clinical Neuroanatomy. Baltimore, MD: Williams and Wilkins.

*Teil 2:*
*Umgang mit Demenz im medizinischen und pflegerischen Alltag*

# Möglichkeiten, Nutzen und Grenzen medizinischer Behandlungen bei Demenz

Roland Kunz

*Menschen, die von einer Demenz betroffen sind, leiden an einer terminalen Krankheit, obwohl sie letztlich an einer Komplikation und nicht an der Grundkrankheit versterben. Im Krankheitsverlauf sind immer wieder schwierige Entscheidungen zu treffen, über den Einsatz krankheitsverzögernder Medikamente bis zur Behandlung von potenziell tödlichen Komplikationen. Die ethische Entscheidungsfindung darf sich nicht an der Durchführbarkeit einer Behandlung orientieren und muss vor allem überprüfen, ob das Behandlungsziel für den Patienten erstrebenswert ist und seinem mutmasslichen Willen entspricht. Dieser Beitrag beleuchtet häufige Entscheidungssituationen bei der Behandlung von dementen Patienten.*

## 1. Einführung

Demenzerkrankungen sind bis heute und bleiben wahrscheinlich auch in den nächsten Jahren unheilbare, fortschreitende Krankheiten, auf deren Verlauf wir nur wenig Einfluss nehmen können. Alle medizinischen Massnahmen im Krankheitsverlauf haben deshalb palliativen Charakter und ihr Einsatz ist in jedem Einzelfall sorgfältig aus dem Blickwinkel des Patienten zu überdenken. Ethische Entscheidungsfindungen sind ein zentraler Inhalt von Palliative Care: die Entscheidung für oder gegen eine medizinisch mögliche Massnahme orientiert sich an der Balance von „Burden and Benefit" (Callahan 1995), von Belastung durch die Massnahme und resultierendem Gewinn an Lebensqualität für den einzelnen Patienten.

Dank der grossen Erfolge der Medizin in den letzten Jahrzehnten können heute viele Krankheiten behandelt werden, welche früher zum vorzeitigen Tod führten. Nur ein kleiner Teil von ihnen kann definitiv geheilt werden, der grössere Teil begleitet den Patienten als stabile oder langsam progrediente chronische Krankheit bis ans Lebensende. Mit zunehmendem Alter steigt die Zahl der behandelten Krankheiten, der ältere Patient ist multimorbid, nimmt meistens eine beträchtliche Anzahl Medikamente zu sich und befindet sich in einem labilen gesundheitlichen Gleichgewicht, das leicht gestört werden kann. Behandlungsgrenzen aufgrund des Alters verlieren sich immer mehr, bewusste Verzichts-Entscheidungen werden immer wichtiger.

Gemäss den medizinisch-ethischen Grundsätzen der SAMW „Recht der Patientinnen und Patienten auf Selbstbestimmung" (SAMW 2005) ist die Respektierung des Willens des urteilsfähigen Patienten zentral für die Behandlung und Betreuung. Ist es dem Patienten nicht mehr möglich, seinen Willen zu äussern, ist gemäss seinem mutmasslichen Willen zu entscheiden. Der kognitiv beeinträchtigte Patient kann nicht mehr selbst zwischen Burden und Benefit einzelner Behandlungsoptionen abwägen, weshalb dem Behandlungsteam und den Angehörigen die Verantwortung zukommt, den mutmasslichen Willen des Patienten zu eruieren und in seinem Sinne zu entscheiden. Eine grosse Unsicherheit bei diesen Entscheidungen besteht darüber, an welchen Zielen sich die Behandlung orientieren soll und welche Massnahmen dem Patienten tatsächlich einen Nutzen bringen.

Synofzik entwickelte drei Kriterien, um den Nutzen einer Behandlungsmassnahme für Patienten mit einer Demenz zu prüfen: Eine Massnahme muss physiologisch und psychologisch wirksam sein, ein klinisch relevantes Behandlungsziel erreichen und dieses Ziel muss für den jeweiligen Patienten erstrebenswert sein (Synofzik 2006). Wird eine bestimmte Behandlung ins Auge gefasst, muss nicht nur ihre Wirksamkeit geklärt sein, sondern auch überprüft werden, ob das erreichbare Behandlungsziel tatsächlich dem Wohl des Patienten dient und seinem mutmasslichen Willen entspricht. In den folgenden Abschnitten werden die wichtigsten Behandlungsfragen bei Demenzpatienten an diesen Kriterien gemessen.

# 2. Häufige Behandlungsentscheide

*2.1 Einsatz von Antidementiva*

Eine Heilung der Demenzkrankheiten ist bis heute noch nicht möglich. Wie bei anderen unheilbaren Krankheiten ist der Wunsch der Patienten und ihrer Angehörigen in dieser Situation, dass der Verlauf der Krankheit wenigstens aufgehalten werden kann. Die Wirkung der heute zur Verfügung stehenden Medikamente (Antidementiva wie Acetylcholinesterase-Hemmer und Memantine) ist vor allem beim Morbus Alzheimer in zahlreichen Studien belegt, sie können das Fortschreiten des Verlustes kognitiver Fähigkeiten vorübergehend (während mindestens sechs Monaten) aufhalten. Die Progredienz der degenerativen Veränderungen in der Hirnrinde wird aber durch diese Substanzen nicht beeinflusst. Studiert man die Wertung dieser begrenzten Wirkung in der aktuellen medizinischen Literatur, so fällt das Resultat zwiespältig aus: ein Experten-Panel in den USA äussert sich klar zu Gunsten einer Behandlung mit Antidementiva (Fillit et al. 2006), eine vieldiskutierte Arbeit aus Hamburg dagegen hat den Benefit einer Therapie als fraglich bezeichnet (Kaduszkiewicz et al. 2005). Eine englische Studie zur Kosteneffektivität rechnete aus, dass die Kosten für ein QUALY (Quality-adjusted life-year) je nach eingesetzter Substanz zwischen 57000 und 80000 Pfund kostet und nur eine Verzögerung des Heimeintrittes von 1.42 bis 1.73 Monaten bewirkt, was als ungenügende Kosteneffektivität bezeichnet wird (Loveman 2006). Schliesslich hat ein Cochrane Review die Kosteneffektivität bejaht, jedoch auf die hohe Rate von Therapieaussteigern aufgrund von Nebenwirkungen (29%) hingewiesen (Birks 2006).

Die Wirkung der Antidementiva ist wie erwähnt nicht kurativ, ihr Einsatz ist als palliative Massnahme, d.h. Symptomlinderung (z.B. Verbesserung der Alltagsfunktionen) zu betrachten. Gemäss Definition der WHO ist Palliative Care „an approach that improves the quality of life of patients and their families" (WHO 2002). In Anbetracht der beträchtlichen Nebenwirkungsrate im Vergleich zum bescheidenen Nutzen und dem Aspekt, dass eine Verbesserung der kognitiven Fähigkeiten unter Umständen zu einem höheren Krankheitsbewusstsein oder zu einer Verschlechterung in anderen Bereichen und damit zu einem verstärkten Leiden an der Krankheit führen kann (Synofzik 2006, Alzheimer Forum Schweiz 1999) muss die Frage nach Burden und Benefit der Behandlung kritisch gestellt werden. In vielen Fällen liegt der Hauptnutzen einer Therapie mit Antidementiva vor allem in der Möglichkeit, dem Patienten und seinen Angehörigen eine Therapie anbieten zu können und ihnen Hoffnung auf einen teilweisen Therapieerfolg zu lassen. Hoffnung hat einen intrinsischen Wert, der palliative Wirkung erzeugen kann.

Ebenso wichtig für die Lebensqualität des Patienten und seiner Umgebung ist sicher die professionelle Abklärung, Beratung und Begleitung, wie sie in Memory-Kliniken (spezialisierte ambulante Abklärungs- und Beratungsstellen für Patienten mit Demenzerkrankungen und ihre Angehörigen) angeboten wird. Das Kennen der Diagnose kann für beide Seiten erleichternd sein und Raum schaffen für einen gemeinsamen Prozess. Das Bewusstwerden und Verstehen der verlorenen und der noch erhaltenen Fähigkeiten hilft, Über- und Unterforderung mit den möglichen Folgen wie Aggressionen oder Rückzug und Depression zu vermeiden. Der resultierende Gewinn an Lebensqualität durch Beratung und Begleitung ist für Patient und Angehörige oft grösser als durch den Einsatz von Antidementiva. Ein Betreuungsmilieu, welches auf die individuellen Einschränkungen und die Lebensgeschichte des Patienten eingeht, kann das Wohlbefinden des Demenzkranken entscheidend verbessern (Kitwood 2005).

## 2.2 Behandlung der Begleitsymptome

Demenz führt nicht nur zu kognitiven Einschränkungen, sondern im Verlauf der Krankheit in bis zu 90 % auch zu Verhaltensstörungen. Diese sind für die Betreuungspersonen meist belastender als die kognitiven Defizite. Sie führen zu Stress, seelischen Verletzungen und schliesslich zur Dekompensation der Betreuungssituation und zur Heimeinweisung. Eine Erhebung in Grundversorgerpraxen der Schweiz ergab folgende Häufigkeit von Verhaltensstörungen (Wettstein & Brändle 2002):

| Verhaltensstörung | Häufigkeit % |
| --- | --- |
| Agitiertheit, Erregtheit | 60.5 |
| Gestörter Schlaf-Wach-Rhythmus | 40.3 |
| Angst | 39.5 |
| Persönlichkeitsveränderungen | 37.6 |
| Herumirren | 34.0 |
| Depression | 33.6 |
| Ständiges Wiederholen von Fragen | 29.8 |
| Verbale Aggression | 29.2 |
| Wahnideen | 27.4 |
| Illusionäre Verkennung | 19.6 |
| Pflegeverweigerung | 18.9 |
| Schreien | 15.8 |
| Halluzinationen | 15.5 |
| Physische Aggressionen | 15.0 |

*Tabelle 1:* Häufigkeit der wichtigsten Verhaltensstörungen

Verhaltensstörungen schränken die Lebensqualität der Betreuer und direkt oder indirekt auch diejenige der Patienten ein. Die Notwendigkeit ihrer Behandlung ist deshalb unbestritten, dabei ist ein schrittweises Vorgehen sinnvoll. In erster Priorität sind die auslösenden Situationen zu analysieren und entsprechend anzupassen oder ganz zu vermeiden. Neben der gezielten Beratung und der Unterstützung durch Spitex kann auch die stundenweise Entlastung in einer Tagesklinik oder sogar der definitive Eintritt in eine geeignete Pflegeinstitution die beste Lösung sein. Gerade dem letztgenannten Schritt kann ein schwieriger Entscheidungsprozess vorausgehen. Der Patient hat Angst vor dem Heimeintritt, er fürchtet sich vor dem Unbekannten, was bei den überforderten Angehörigen Schuldgefühle auslöst. Die Balance zwischen Burden und Benefit ergibt oft erst rückblickend ein positives Resultat, wenn der Patient sich im neuen, demenzgerechten Umfeld unter professioneller Betreuung zunehmend wohlfühlt und die Angehörigen sich erholen können und beim Besuch entspannter sind.

Psychopharmaka wie atypische Neuroleptika und Antidepressiva können Verhaltensstörungen nachweislich günstig beeinflussen und damit die Betreuung erleichtern. Ihr Einsatz ersetzt aber nicht die genannten milieutherapeutischen Interventionen. Die Behandlung mit atypischen

Neuroleptika kann mit Risiken wie einer erhöhten Frequenz von Schlaganfällen oder einer verstärkten Sturzgefahr einhergehen. Der Nutzen für den Patienten und die Angehörigen überwiegt im Allgemeinen aber die Risiken, sofern die Medikamente minimal dosiert werden und nicht länger als unbedingt notwendig zum Einsatz kommen (Wettstein 2004).

*2.3 Ernährungsprobleme*

Mit dem Fortschreiten einer Demenzerkrankung sind wir zunehmend mit Problemen in der Gewährleistung einer adäquaten Ernährung konfrontiert. Schluckprobleme, Koordinationsprobleme (der Patient füllt den Mund, schluckt aber nicht) und eine Abwehrhaltung bis zur Verweigerung jeglicher Nahrungsaufnahme können zu Gewichtsverlust und Mangelernährung führen und provozieren oft konfliktträchtige Entscheidungssituationen. Die zentrale Frage, die sich in diesen Situationen stellt, lautet „to PEG or not to PEG" (Cervo et al. 2006). Unter einer PEG versteht man eine Perkutane Endoskopische Gastrostomie, eine Sonde zur Ernährung, welche durch die Bauchdecke direkt in den Magen eingelegt wird.

Adäquate Ernährung und Flüssigkeitszufuhr werden von vielen Ärzten, aber oft auch von den Angehörigen als indiskutables Grundrecht jedes Patienten gesehen. „Man kann ihn doch nicht verhungern oder verdursten lassen" wird als Begründung angeführt und damit jegliche Frage nach evidenzbasierter Grundlage im Keim erstickt. Die Datenlage bezüglich Nutzen einer Ernährung mittels Ernährungssonde bei Patienten, welche an einer fortgeschrittenen Demenz leiden, ist jedoch so unsicher oder in den meisten Fällen negativ, dass einzelne Experten sogar den Verzicht auf PEG-Ernährung als neuen Behandlungsstandart fordern (Gillick 2000). Dabei werden vor allem auch ethische Bedenken angeführt. Eine ausgezeichnete und sehr lesenswerte Grundsatzarbeit zu dieser Frage hat Synofzik geschrieben, die folgenden Überlegungen orientieren sich an dieser Arbeit (Synofzik 2007).

Als wichtigste ethische Grundprinzipien (Beauchamp & Childress 2001) ärztlichen Handelns gelten heute:

– Den Patienten Nutzen erbringen (Prinzip „Gutes tun");
– Den Patienten keinen Schaden zufügen (Prinzip „Nicht Schaden");
– Den Willen des Patienten respektieren (Prinzip „Autonomie").

Analysiert nach diesen drei Prinzipien – das von Beauchamp und Childress genannte vierte Prinzip „Gerechtigkeit" spielt für die nachfolgenden Überlegungen keine Rolle und wird hier deshalb nicht genannt – entfällt die Pflicht zur Durchführung einer PEG-Ernährung dann, wenn diese dem demenzkranken Menschen keinen Nutzen oder mehr Schaden als Nutzen bietet und/oder wenn sie nicht dem Patientenwillen entspricht.

In der Argumentation für eine PEG-Sonde werden vor allem die folgenden Effekte angeführt und als nutzbringend für den Patienten dargestellt (Shega et al. 2003):

a) sie dient der Lebenserhaltung, verlängert somit die Überlebenszeit;
b) sie verhindert die Folgen der Mangelernährung wie Druckulcera oder gehäufte Infekte;
c) sie verhindert Aspirationspneumonien;
d) sie dient insgesamt der Erhaltung oder Verbesserung der Lebensqualität.

Um die Frage zu beantworten, ob eine Massnahme dem Patienten wirklich einen Nutzen erbringt, muss zuerst ihre Wirksamkeit gesichert sein. Werden die angeführten Argumente daraufhin untersucht, ob die angestrebten Ziele beim Patienten mit einer fortgeschrittenen Demenz überhaupt erreicht werden, so zeigt sich in zahlreichen Studien, dass die geforderte Evidenz fehlt:

1. Keine Studie konnte eine Verlängerung der Überlebenszeit dank der Ernährung mittels PEG nachweisen (Finucane et al. 1999, Murphy & Lipman 2003).
2. Die Mehrzahl der Studien konnte keine entscheidende Verbesserung der Infektanfälligkeit zeigen (Dharmarajan et al. 2001), trotz teilweiser Verbesserung nutritiver Parameter und des Körpergewichtes kam es nicht zu einer Verhinderung sondern eher zu einer leichten Häufung von Druckulcera (Finucane et al. 1999). Der Grund für diese Beobachtung liegt vermutlich darin, dass Patienten mit Sondenernährung mehr im Bett liegen und häufig mit Zwangsmassnahmen zur Verhinderung einer Sondenentfernung fixiert werden.
3. Aspirationspneumonien werden durch PEG-Sonden nicht verhindert, sondern treten eher gehäuft auf, bedingt durch verstärkte orale Sekretion und häufigere Regurgitation von Mageninhalt (Finucane et al. 1999, Gillick 2000).

4. Die Lebensqualität von Patienten mit fortgeschrittener Demenz lässt sich kaum erheben. Eine Verbesserung des funktionalen Status konnte in den zitierten Arbeiten nicht nachgewiesen werden, hingegen treten unter Sondenernährung gehäuft Durchfälle auf, wodurch Wundliegen und unangenehme Reinigungsprozeduren verursacht werden. Beachtet man zusätzlich, dass dem Patienten durch eine Sondenerährung Sinneserlebnisse wie das Riechen und Schmecken von geliebten Speisen und soziale Kontakte am Esstisch vorenthalten werden, die Zeit der persönlichen Zuwendung vermindert wird, so kann daraus kaum eine Verbesserung der Lebensqualität abgeleitet werden (Kunz 2003).

In einer Zeit des wachsenden Kostendruckes in der Langzeitpflege ist davor zu warnen, dass Ernährungssonden unter dem Vorwand Gutes zu tun als versteckte Kostensenkungsmassnahme eingesetzt werden. In den USA wurde nachgewiesen, dass die Betreuungskosten für Patienten mit einer PEG-Sonde deutlich tiefer liegen als für Patienten, welche unter hohem Zeitaufwand peroral ernährt werden (Mitchell et al. 2004).

Zusammenfassend ist festzuhalten, dass die Indikation für oder gegen eine PEG beim dementen Patienten in jedem Falle individuell aufgrund der Nutzen-Risiko-Abwägung zu stellen ist. Handelt es sich um eine möglicherweise vorübergehende Störung und liegt damit der angestrebte Nutzen in der Überbrückung einer kritischen Phase, kann eine PEG-Einlage durchaus sinnvoll sein. Zeigt sich aber im weiteren Verlauf, dass keine Besserung eingetreten ist, muss der Entscheid neu evaluiert werden. Hat der Patient sich in einer Zeit der erhaltenen Urteilsfähigkeit nach erfolgter Aufklärung für eine PEG ausgesprochen, so ist seinem Willen zu entsprechen. Generell sind die Präferenzen im Lebenskonzept des einzelnen Patienten im Sinne des mutmasslichen Willens wegweisend. Eine Befragung von Heimbewohnern ohne kognitive Einschränkungen bezüglich ihrer Wünsche im Falle einer Demenzerkrankung ergab, dass 71 % eine Ernährungssonde ablehnten und eine perorale Ernährung trotz Aspirationsrisiko wünschten (Low et al. 2003).

## 2.4 Antibiotika-Einsatz bei Infekten

Bakterielle Infektionen bergen für den Menschen unbehandelt immer die Gefahr einer Ausbreitung im Organismus und damit eines potenziell tödlichen Ausgangs. Bei Anzeichen eines Infekts ist deshalb eine rasche Entscheidungsfindung bezüglich des weiteren Vorgehens gefordert. Einerseits stellt sich die Frage der Abklärung und ihrer Grenzen, andererseits muss möglichst bald über die Einleitung einer kurativen Therapie entschieden werden, da sich die Prognose sehr schnell verschlechtern kann.

Beim urteilsfähigen Patienten können die möglichen Abklärungsschritte und die Therapieoptionen mit dem Betroffenen besprochen werden, sein aktuell geäusserter Wille bestimmt das weitere Vorgehen (SAMW 2005). Patienten mit einer fortgeschrittenen Demenzerkrankung sind in ihrer Urteilsfähigkeit in einem Masse eingeschränkt, das es ihnen nicht mehr erlaubt, die Situation und die verschiedenen Optionen zu verstehen und nach dem eigenen Willen zu entscheiden. Frühere Willensäusserungen wie eine Patientenverfügung sind in diesem Falle hilfreich, den mutmasslichen Willen des Patienten zu ergründen. Hat sich der Patient klar für den Einsatz lebensverlängernder Massnahmen auch in fortgeschrittenen Krankheitssituationen ausgesprochen, sind alle medizinisch sinnvollen Therapieoptionen einzusetzen. Fehlen solche früheren Willensäusserungen, ist für das weitere Vorgehen wieder eine sorgfältige Abwägung von Nutzen und Schaden sowie Autonomiebeschränkung durchzuführen.

Folgende Fragen stellen sich:

a) Führt die Infektion unbehandelt in erster Linie zu Leiden mit Einschränkung der Lebensqualität oder ist ein baldiger tödlicher Ausgang zu erwarten?
b) Welche Abklärungen sind notwendig, um die erste Frage zu beantworten, und welche Belastung bedeuten sie für den Patienten?
c) Welche Prognose hat eine optimale Therapie der Infektion?
d) Wie sieht die mittelfristige Prognose aus bei erfolgreicher Therapie?
e) Welche praktischen Konsequenzen hat die geplante Therapie für den Patienten?

Diese Fragen sind auf dem Boden evidenzbasierter Daten im gemeinsamen Gespräch des Betreuungsteams mit den Angehörigen zu besprechen, um wenn möglich einen von allen Beteiligten mitgetragenen Entscheid zu finden. Die folgenden Fakten und Überlegungen zu den einzelnen Fragen sind dabei hilfreich:

1. Eine generelle Ablehnung einer Antibiotika-Therapie im Falle einer Infektion – zum Beispiel durch eine entsprechende Formulierung in einer Patientenverfügung – führt nicht notwendigerweise zum Tod, sondern kann in verschiedenen Situationen zu verstärktem Leiden ohne Lebensverkürzung führen. Im Falle einer Pneumonie ist die Entscheidung gegen eine Antibiotikatherapie mit der grossen Wahrscheinlichkeit verknüpft, dass der Patient an dieser Komplikation sterben wird. Handelt es sich jedoch um eine Blasenentzündung oder eine Infektion im Bereich der Zähne oder der Speicheldrüsen, führt diese in erster Linie zu einer deutlichen Einschränkung der Lebensqualität durch Schmerzen, Inkontinenz, erschwerte Nahrungsaufnahme oder akute Verwirrung. In diesen Fällen ist der Antibiotika-Einsatz als palliative Massnahme im Sinne der Leidensminderung und nicht als lebensverlängernde Therapie zu verstehen.
2. Um die unter a) aufgeworfene Frage zu beantworten sind medizinische Abklärungen notwendig. Für den Patienten mit einer fortgeschrittenen Demenz können aber nicht unkritisch die gleichen diagnostischen Schritte wie bei einem kognitiv kompetenten Menschen verordnet werden. Bei der Wahl der möglichen Untersuchungen sind die resultierenden potenziellen Belastungen für den Patienten in die Überlegungen einzubeziehen. Versteht der Betroffene, was mit ihm gemacht wird? Sind beispielsweise Zwangsmassnahmen zur Durchführung einer Blutentnahme oder eine Kathetrisierung zur Uringewinnung notwendig? Muss der Patient aus dem Pflegeheim in ein Spital oder eine Arztpraxis gebracht werden, um ein Röntgenbild der Lungen anzufertigen? Wie viel Stress bedeutet dieser Schritt für ihn? Im Abwägen der Belastung durch die Untersuchung gegen möglichen Benefit durch das Resultat wird das Behandlungsteam unter Umständen zum Schluss kommen, dass der Verzicht auf eine hohe Diagnosesicherheit und das Treffen einer unsicheren Behandlungsentscheidung allein auf dem Boden klinischer Befunde in Bezug auf die Lebensqualität des Patienten die bessere Lösung ist.
3. Die Einleitung einer kausalen Behandlung eines Infekts ist dann sinnvoll, wenn sie mit grosser Wahrscheinlichkeit das Leiden des Patienten vermindert und/oder wenn die Chance hoch ist, dass durch die

Therapie das Leben des Patienten in situationsbezogen guter Lebensqualität erhalten werden kann. Wird diese Wahrscheinlichkeit als hoch eingestuft, sind auch invasivere Therapieverfahren wie eine Infusion in Betracht zu ziehen und allfällige behandelbare Nebenwirkungen wie Durchfall oder eine sekundäre Pilzinfektion in Kauf zu nehmen. Hinweise aus der Literatur zeigen, dass mit fortschreitendem Schweregrad der Demenz die Chancen auf das Überleben einer Infektion unter Antibiotikaeinsatz sinkt. Bei Patienten mit einer weit fortgeschrittenen Demenz ist die Mortalität unter eingehender Diagnostik und mit antibiotischer Therapie gleich hoch wie bei Beschränkung auf rein palliative Massnahmen (Fabiszewski et al. 1990). Als prädiktive Faktoren bezüglich schlechter kurzfristiger Überlebensprognose liessen sich eine erhöhte Atemfrequenz, eine reduzierte Flüssigkeitsaufnahme und die vollständige Abhängigkeit beim Essen nachweisen (van der Steen et al. 2005).
4. Bei einer fortgeschrittenen Demenz ist für die Entscheidungsfindung nicht nur die Prognose für das momentane Überleben zu berücksichtigen, sondern auch die mittelfristige Prognose nach der Behandlung der akuten Problematik. Je schlechter die Prognose für die nächsten Monate ist, umso stärkere Begründungen müssen für eine Therapiedurchführung gegeben sein. Die Mortalität innerhalb eines halben Jahres für Patienten mit weit fortgeschrittener Demenz nach Behandlung einer Pneumonie beträgt 53 % verglichen mit 13 % für eine Vergleichsgruppe ohne kognitive Einschränkungen (Morrison & Siu 2000).
5. Wenn die aufgeführten Überlegungen zum Entscheid geführt haben, dass eine antibiotische Behandlung anzustreben ist, bleibt als weitere Entscheidung das Abwägen des Applikationsweges der Medikamente. Viele Patienten, welche an einer fortgeschrittenen Demenzerkrankung leiden, haben Schwierigkeiten, ein Medikament zu schlucken. Eine perorale Therapie ist für den Patienten am wenigsten belastend, Medikamente in Sirupform erleichtern oft die Verabreichung. Trotzdem gelingt dieser Weg nur in gut einem Drittel der Fälle, für die anderen bleiben als Alternativen die intramuskuläre Injektion oder die intravenöse Infusion (Chen et al. 2006). Vor der Entscheidung für eine parenterale Verabreichung muss die resultierende Belastung für den Patienten sorgfältig abgewogen werden: intramuskuläre Injektionen sind für die meisten Patienten etwas Bedrohliches und Schmerzhaftes, Infusionen schränken die Bewegungsfreiheit ein und erfor-

dern in vielen Fällen eine Hospitalisation. Zusätzlich sind in beiden Fällen praktisch immer freiheitseinschränkende Zwangsmassnahmen erforderlich. Unter Berücksichtigung des mittelfristig geringen Effektes der Antibiotikatherapie muss wohl in den meisten Fällen der Schaden des Patienten durch diese Massnahmen als grösser gesehen werden als der Nutzen der Behandlung.

Die Entscheidung für oder gegen den Einsatz von Antibiotika bei einer lebensbedrohlichen Infektion – am häufigsten bei einer Pneumonie – fällt letztlich immer in die Verantwortung des behandelnden Arztes. Wegleitend ist der mutmassliche Wille des Patienten. Je besser und je länger der Arzt den Patienten kennt, desto eher wird er im Stande sein, diesen Willen zu kennen. Eine in gesunden Tagen geschriebene Patientenverfügung ist dabei sehr hilfreich. Es ist sehr wichtig, dass der Arzt, welcher den Patienten am besten kennt, in die Entscheidung einbezogen wird. Wird der Patient in einer Pflegeinstitution vom verantwortlichen Heimarzt betreut, sollte der bisherige Hausarzt in die Entscheidungsfindung einbezogen werden. Je weniger Kontakt der entscheidende Arzt zum Patienten hatte, umso mehr wird er auf die Meinung der Angehörigen abstellen.

Für die Angehörigen kann es enorm schwierig und belastend sein, sich im Falle einer akuten Infektionssituation ohne lange Bedenkzeit für oder gegen eine Behandlung zu entscheiden. Sich gegen einen Antibiotika-Einsatz auszusprechen kann zu Schuldgefühlen führen, welche kaum mehr abgelegt werden können. Ein solcher Entscheid bedeutet meistens auch eine Bedrohung durch die Endgültigkeit, die Unumkehrbarkeit des Entscheides. Sie führt zum endgültigen Abschied und damit auch zum Verlust eines Lebensinhaltes. Oft haben die nächsten Angehörigen den Patienten über Monate oder Jahre täglich besucht, alle anderen sozialen Kontakte vernachlässigt und kaum mehr das eigene Leben gelebt. Es droht ein nicht überblickbares Loch, gegen das sich die Angehörigen unter Umständen unbewusst wehren. Das frühzeitige Ansprechen von möglichen Komplikationen wie einer Pneumonie im gemeinsamen Gespräch mit der Familie und das Vorwegnehmen von Entscheidungen können helfen, in der Akutsituation die Überforderung zu verhindern.

Je besser der behandelnde Arzt den Patienten kennt, umso eher wird er die Verantwortung für die Entscheidung übernehmen. In einem

Vergleich zwischen den Niederlanden und den USA konnte gezeigt werden, dass holländische Ärzte ihre Patienten in den Pflegeheimen gut kennen und deshalb bereit sind, im Interesse des Patienten zu entscheiden, die Ärzte in den USA hingegen mangels Kontakt zu ihren dementen Patienten in Pflegeinstitutionen viel mehr auf den Willen der Angehörigen abstellen und sich zu einer Therapie gedrängt fühlen (Helton et al. 2006). Dies führt zu einer weit höheren Rate von antibiotischer Therapie im letzten Lebensmonat: nur 9% erhielten beim Verdacht auf eine Pneumonie keine Antibiotika, bei 37% wurde eine perorale Behandlung verordnet, bei 25% intramuskuläre Injektionen und bei 29% intravenöse Infusionen (Chen et al. 2006).

*2.5 Entscheidungen über Hospitalisationen und Operationen*

Bei einer akuten chirurgischen Problematik stellt sich dem Behandlungsteam die Frage, ob der Patient hospitalisiert und operiert werden soll, wie es die medizinischen Guidelines für diese Situationen vorschlagen. Der modernen Medizin sind immer weniger Grenzen gesetzt, auch der hochbetagte und demente Patient ist heute grundsätzlich operabel. Ein Verzicht „auf Grund des fortgeschrittenen Alters" ist deshalb heute kein Argument mehr, bewusste Entscheidungsprozesse sind gefragt. Es sind wieder die gleichen Überlegungen anzustellen wie bei der Frage bezüglich der Behandlung einer akuten Infektion. Wegweisend ist die Abwägung, ob der Patient durch die Operation eine realistische Chance hat, seine bisherige Lebensqualität wieder zu erlangen oder ob durch die Operation nur sein Tod verhindert wird. Da Stürze von dementen Menschen häufig sind, ereignen sich oft Schenkelhalsfrakturen. Ihre operative Versorgung ermöglicht eine baldige Mobilisation und Wiedererlangung der Gehfähigkeit, was sicher zur Lebensqualität beiträgt. Diese Operationsindikation wird deshalb nur selten in Zweifel gezogen. Bei anderen Situationen wie einem Darmverschluss ist jedoch ein sorgfältiger Entscheidungsprozess gefragt, ob ein kurativer grosser Eingriff mit den begleitenden Komplikationsrisiken, ein rein palliativer Eingriff zur Entlastung oder der Verzicht auf jegliche chirurgischen Eingriffe (und damit auf eine Hospitalisation), dafür eine optimale Palliative Care am gewohnten Lebensort dem mutmasslichen Willen des Patienten am besten entsprechen.

## Literatur

Alzheimer Forum Schweiz (1999). Diagnostik und Therapie der Alzheimer-Krankheit, Schweizerische Aerztezeitung 80(14): 843–51.
Beauchamp T.L., Childress J.F. (2001): Principles of Biomedical Ethics, Oxford University Press: Oxford.
Birks J. (2006): Cholinesterase inhibitors for Alzheimer's disease. Cochrane Database Sytematic Review 25(1): CD005593.
Callahan D. (1995): Setting Limits: Medical Goals in an Aging Society, Simon & Schuster: New York.
Cervo F.A. et al. (2006): To PEG or not to PEG: a review of evidence for placing feeding tubes in advanced dementia and the decisionmaking process, Geriatrics 61(6): 30–35.
Chen J.H. et al. (2006): Occurrence and tratment of suspected pneumonia in long-term care residents dying with advanced dementia, J Am Geriatr Soc 54(2): 290–95.
Dharmarajan T.S. et al. (2001): Percutaneous endoscopic gastrostomy and outcome in dementia, Am J Gastroenterol 96: 2556–63.
Fabiszewski K.J. et al. (1990): Effect of antibiotic treatment on outcome of fevers in institutionalized Alzheimer patients, JAMA 263: 3168–72.
Fillit H.M. et al. (2006): Recommendations for best practice in the treatment of Alzheimer's disease in managed care, Am J Geriatr Pharmacother 4 (Suppl A): 9–24.
Finucane T.E. et al. (1999): Tube feeding in patients with advanced dementia: a review of the evidence, JAMA 282: 1365–70.
Gillick M.R. (2000): Rethinking the role of tube feeding in patients with advanced dementia, N Engl J Med 342: 206–210.
Helton M.R. et al. (2006): A cross-cultural study of physician treatment for demented nursing home patients who develop pneumonia, Ann Fam Med 4(3): 221–27.
Kaduszkiewicz H. et al. (2005): Cholinesterase inhibitors for patients with Alzheimer's disease: systematic review of randomised clinical trials, BMJ 6: 321–27.
Kitwood T. (2005): Demenz. Der person-zentrierte Ansatz im Umgang mit verwirrten Menschen, Huber: Bern.
Kunz R. (2003): Palliative Care für Patienten mit fortgeschrittener Demenz: Values Based statt Evidence Based Practice, Z Gerontol Geriat 36: 355–59.
Loveman E. et al. (2006): The clinical and cost-effectiveness of donezepil, rivastigmine, galantamine and memantine for Alzheimer's disease, Health Technol Assess 10(1): 1–160.
Low J.A. et al. (2003): Treatment of recurrent aspiration pneumonia in end-stage dementia: preferences and chices of a group of elderly nursing home residents, Intern Med J 33(8): 345–49.
Mitchell S.L. et al. (2004): Tube-feeding versus hand-feeding nursing home residents with advanced dementia: a cost comparison, J Am Med Dir Assoc 5 (2 Suppl): 22–29.
Morrison R.S., Siu A.L. (2000): Survival in end-stage dementia following acute illness, JAMA 284: 47–52.

Murphy L. M., Lipman T. O. (2003): Percutaneous endoscopic gastrostomy does not prolong survival in patients with dementia, Arch Intern Med 163: 1351–53.

Post S. G., Whitehouse P. J. (1995): Fairhill Guidelines on Ethics of the Care of People Wih Alzheimer's Disease: A Clinical Summery, J Am Geriatr Soc 43: 1423–29.

SAMW, Schweizerische Akademie der Medizinischen Wissenschaften (2005): Recht der Patientinnen und Patienten auf Selbstbestimmung. Medizinisch-ethische Grundsätze, Basel (www.samw.ch).

Shega J. W. et al. (2003): Barriers to limiting the practice of feeding tube placement in advanced dementia, J Palliat Med 6: 885–93.

Synofzik M. (2006): Wirksam, indiziert – und dennoch ohne Nutzen? Z Gerontol Geriat 39: 301–307.

Synofzik M. (2007): PEG-Ernährung bei fortgeschrittener Demenz: eine evidenzgestützte ethische Analyse, Nervenarzt 78: 418–428.

Van der Steen J. T. et al. (2005): Withholding or Starting Antibiotic Treatment in Patients with Dementia and Pneumonia: Prediction of Mortality with Physicians' Judgment of Illness Severity and with Specific Prognostic Models. Medical Decision Making 25: 210–221.

Wettstein A., Brändle D. (2002): Verhaltensstörungen bei Demenz: Praxiserfahrungsbericht von Milieutherapie und Risperdal-Behandlung in Schweizer Grundversorgerpraxen, Intercura 79: 31–42.

Wettstein A. (2004): Die Therapie von Verhaltensstörungen bei Demenz. Schweiz Med Forum 4: 607–10.

WHO Definition of Palliative Care (2002), www.who.int/cancer/palliative/definition/en/.

# Demenzkranke Menschen im Heim pflegen: Handeln zwischen widersprüchlichen Werten

Giovanna Jenni

*Dieser Beitrag gibt aus Sicht der professionellen Pflege Einblicke in Spannungsfelder und Dilemmata bei der Betreuung demenzkranker Menschen in Institutionen. Der Beziehungsprozess zwischen Pflegeperson und demenzkrankem Menschen und die Art des pflegerischen Handelns sind von zentraler Bedeutung, um das Ziel der Pflege, die Förderung des Wohlbefindens im Sinne subjektiv empfundener Lebensqualität, zu erreichen. Für Pflegende entstehen Wertekonflikte allein schon in der alltäglichen Interaktion mit dem demenzkranken Menschen. Sie werden verstärkt durch ökonomische Rahmenbedingungen der stationären Langzeitpflege, die oft nicht mit den beruflichen Werten der Pflege übereinzustimmen scheinen. Der vorliegende Beitrag geht der Frage nach, was in diesem Umfeld „gutes pflegerisches Handeln" fördern kann. Zwei zentrale Aspekte werden dabei eingehender betrachtet: Das pflegerische Handeln auf der Grundlage ethischen Wissens und das pflegerische Handeln auf der Grundlage demenzspezifischen Wissens.*

## 1. Einführung

Ungefähr 40% der demenzkranken Menschen in der Schweiz leben in Heimen (das betrifft rund 40 000 Personen). Diese machen etwa zwei Drittel der in Heimen lebenden Menschen aus. Die grosse Mehrheit davon ist von einer mittelschweren und schweren Demenz betroffen. Es ist eine Tatsache, dass die meisten Demenzkranken erst in einem fortgeschrittenen Stadium der Demenz in ein Heim übertreten. Trotz dieser Situation hat erst jede sechste demenzkranke Person im Heim eine demenzgerechte Wohnumgebung. Von allen in der Schweiz lebenden demenzkranken Menschen erhält derzeit nur jede vierte Person eine demenzspezifische medikamentöse Therapie und gar jede fünfte eine demenzspezifische nicht-medikamentöse Behandlung. Am häufigsten profitieren von diesen Massnahmen die in Institutionen lebenden Personen (Schweiz. Alzheimervereinigung, 2004, 2006).

Hier öffnet sich also schon ein erstes Spannungsfeld zwischen hohem Bedarf und geringem Angebot an demenzspezifischer Betreuung in Heimen. In diesem Spannungsfeld „findet Pflege statt" mit dem Ziel, demenzkranken Menschen unter Einbezug ihrer Angehörigen eine bestmögliche Alltagsbewältigung zu ermöglichen und Wohlbefinden – im Sinne subjektiv empfundener Lebensqualität – zu fördern.

## 2. Demenzkranke Menschen pflegen – ein „Balancieren zwischen Widersprüchen"

Professionelle Pflege beruht auf einer Beziehung zwischen betreutem Menschen und Pflegeperson, welche von sorgender Zuwendung, Einfühlsamkeit und Anteilnahme geprägt ist (Institut für Pflegewissenschaft, 2003). Was die Beziehung und Interaktion mit demenzkranken Menschen betrifft, zeigen sich hier besondere Unsicherheiten und Wertekonflikte: Die Pflegenden stehen Menschen gegenüber, die ihre Bedürfnisse nicht oder schlecht verbal äussern können, ihren Willen nur manchmal oder vielleicht gar nicht ausdrücken können, zu einem Vorschlag „Nein" sagen, aber vielleicht „Ja" meinen, oder auf pflegerische Massnahmen mit herausforderndem Verhalten reagieren. Die schwedischen Pflegewissenschaftlerinnen Graneheim et al. (2005) sprechen deshalb von der Interaktion mit demenzkranken Menschen als von einem „balancing between contradictions", einem Balancieren zwischen Widersprüchen. Sie zeigen in ihrer Studie auf, dass Pflegende immer wieder neu ihre eigenen professionellen Werte mit dem Verhalten des demenzkranken Menschen zur Übereinstimmung bringen müssen, um den Zugang zur Person zu finden. Dieser Prozess löst in den Pflegenden oft widersprüchliche Gefühle aus.

Die alltägliche Interaktion mit dem demenzkranken Menschen findet innerhalb mehr oder weniger enger Rahmenbedingungen der stationären Langzeitpflege statt. Da diese Bedingungen zunehmend von ökonomischen Zwängen wie Stellenabbau und Zeitdruck geprägt werden, die oft nicht mit den beruflichen Werten einer guten Pflege in Einklang zu bringen sind, nimmt die Belastung der Pflegenden zu. Arbeit „unter Druck" wirkt sich bekanntlich gerade auf demenzkranke Menschen sehr ungünstig aus und hinterlässt ebenfalls ambivalente Gefühle.

Balancieren zwischen Widersprüchen – wie sieht das nun im pflegerischen Alltag konkret aus? Da ist zum Beispiel Frau Müller: Soll Frau Müller, die nachts immer wieder vom Bett aufsteht und schon mehrmals gestürzt ist, vor weiteren Stürzen und vor Verletzungen geschützt werden oder soll sie ihren nächtlichen Bewegungsdrang ausleben können? Ist die betagte Frau durch Bettgitter eingeschränkt, wird sie unruhig; sie beginnt laut zu rufen und zeigt sich den Pflegenden gegenüber ungehalten. Die Angehörigen äussern, man müsse unbedingt verhindern, dass sie alleine aufstehe, was nach Ansicht der Pflegenden eine Einschränkung der Autonomie von Frau Müller darstellte, unter der sie leiden würde. Was ist dann zu tun?

Oder: Sollen Herrn Scholl, der auf die Medikamentenverabreichung immer wieder mit einer klaren abwehrenden Handbewegung reagiert, die Schmerzmedikamente und die Abführmittel nicht gegeben werden, trotz seiner chronischen Verstopfung, die bei ihm zu massiven Beschwerden führt, und trotz seiner seit Jahren bekannten schmerzhaften Hüftarthrose? Oder sollen die Medikamente in Getränken, im Essen oder transkutan als Pflaster verabreicht werden, so dass er es vielleicht gar nicht bemerkt?

Was tun, wenn Frau Meier seit Tagen nicht mehr isst und kaum mehr trinkt? Darf man sie verdursten und verhungern lassen? Oder müssen Massnahmen ergriffen werden, dies zu verhindern, auch wenn diese Massnahmen Widerstand auslösen?

Typisch ist auch folgendes Beispiel: Frau Zahnd, die urin- und stuhlinkontinent ist, ist bei ihrer Körperpflege vollständig auf Hilfe angewiesen, wogegen sie sich aber wehrt und mit grosser Unruhe reagiert. Es braucht jeweils eine längere Vorbereitungs- und „Anwärmzeit", dann lässt die Frau die Körperpflege manchmal zu, manchmal nicht, was insgesamt viel Zeit in Anspruch nimmt. „Das schaffen wir so nicht", sagen die Pflegenden, „die Zeit muss doch für alle reichen. Die anderen Menschen im Heim bedürfen ebenso einer aufmerksamen und individuellen Betreuung". – Was hilft in solchen Situationen, in denen widersprüchliche Werte aufeinandertreffen? Was hilft in Situationen, in denen es scheinbar keine gute Lösung gibt?

## 3. Gutes pflegerisches Handeln

Wo Widersprüche, Spannungsfelder und Unsicherheiten entstehen, steht immer die Frage nach dem guten pflegerischen Handeln im Raum. Letztlich gilt es, Entscheidungen zu treffen im besten Interesse und gemäss dem mutmasslichen Willen eines Menschen, der als Demenzkranker meistens nicht mehr die Fähigkeit hat, selber Entscheidungen zu treffen. Im folgenden soll die Frage, was zu „gutem pflegerischen Handeln" aus ethischer sowie aus fachlicher Sicht beiträgt, untersucht werden.

### 3.1 Pflegerisches Handeln auf der Grundlage ethischen Wissens

Um in Spannungsfeldern mit scheinbar unvereinbaren Werten bestmöglich im Sinn des demenzkranken Menschen handeln zu können, ist ethisches Wissen notwendig. Für die Berufsgruppe der Pflege sind die berufsethischen Grundsätze leitend. Die in der Schweiz geltenden berufsethischen Grundsätze sind in den Richtlinien des SBK, des Schweizerischen Berufsverbandes der Pflegefachfrauen und Pflegefachmänner, formuliert (SBK, 2003). Sie sind vom Ethik-Kodex des ICN abgeleitet, des International Council of Nurses (ICN, 1953/2005; 2006).

Die Richtlinien formulieren vier ethische Prinzipien und vier für den Pflegeberuf besonders wichtige Tugenden und zeigen, wie diese zu reflektieren und in die Praxis umzusetzen sind. Die vier Prinzipien sind: Autonomie, Gutes tun, Nichtschaden, Gerechtigkeit. Als Tugenden werden genannt: Vertrauenswürdigkeit, Treue, Wahrhaftigkeit, Aufrichtigkeit. Pflegerisches Handeln soll vom Respekt gegenüber der Würde des Menschen und der Einzigartigkeit des Lebens getragen werden und auf einem ethischen Entscheidungsfindungsprozess gründen, aus dem das gute Handeln hervorgeht (SBK 2003).

Die Würde und Einzigartigkeit des Lebens ist auch das Leitmotiv von neueren demenzspezifischen Pflegekonzepten, wie zum Beispiel des mittlerweile sehr bekannten „Personenzentrierten Ansatzes im Umgang mit verwirrten Menschen" von Tom Kitwood (2000). Pflegekonzepte wie dieses haben in den letzten Jahren dazu beigetragen, von einer defizitären Sichtweise hin zu einer ressourcenorientierten Arbeit mit demenzkranken Menschen zu kommen. Es steht nicht mehr die Frage der „technischen Versorgung" des demenzkranken Menschen im Vordergrund, sondern das „Mensch-Sein" und die Konsequenz, die pflegerischen Massnahmen entsprechend „person-zentriert" zu gestalten.

Spezifisch auf die Betreuung älterer Menschen zugeschnitten sind die Richtlinien und Empfehlungen zur Behandlung und Betreuung von älteren, pflegebedürftigen Menschen seitens der Schweizerischen Akademie der medizinischen Wissenschaften (SAMW 2004). Auch diese Richtlinien betonen den Grundsatz der Respektierung der Menschenwürde und der Autonomie und machen explizit, dass dieser uneingeschränkt für alle Menschen gilt, also auch für Menschen, die an einer Demenz leiden und vielleicht nicht mehr urteilsfähig sind. Um diese Respektierung zu gewährleisten, „sind verbindliche Entscheidungsverfahren und Strukturen erforderlich, die einen Entscheidungsprozess unter Berücksichtigung der Selbstbestimmung und Würde des älteren Menschen ermöglichen" (SAMW 2004, 7). Konkret heisst das für die stationäre Betreuung, a) auf die Möglichkeit einer Patientenverfügung und der Bezeichnung bevollmächtigter Vertrauenspersonen aufmerksam zu machen, und b) Informations- und Einwilligungsverfahren festzulegen und verbindliche Entscheidungsverfahren durchzuführen.

„Gutes Handeln" heisst, in einer Situation, in welcher sich nicht vereinbare Werte gegenüberstehen, die richtige Entscheidung zu treffen. Der Prozess der ethischen Entscheidungsfindung ist also von grosser Bedeutung. Um diesen Prozess verbindlich und systematisch zu gestalten, stehen zurzeit mehrere Instrumente zur Verfügung. Einige dieser Instrumente sind aus Fragestellungen der Pflege entstanden, wie zum Beispiel „Die ethische Überlegung oder der Prozess der ethischen Entscheidungsfindung" des SBK (2003, 31) oder das Instrument „Der ethische Entscheidungsfindungsprozess im Praxisalltag" von Neuhaus (Lüthi 2007). Es gibt weiter die „7-Schritte ethischer Entscheidungsfindung" von Dialog Ethik (Baumann-Hölzle 1999) und zahlreiche andere Instrumente, deren Umsetzung allerdings bislang noch zu wünschen übrig lässt. Eine deutsche Studie zeigt (vgl. Elits-Köchling et al. 2000), dass nur 25 % der befragten Pflegefachpersonen die berufsethischen Grundregeln kannten. In der Schweiz kann man von einem Anteil von ca. 30% ausgehen (Neuhaus 2005).

In der Praxis ergeben sich für die ethische Entscheidungsfindung noch folgende Schwierigkeiten:

– Die Wahrnehmung eines ethischen Problems liegt in erster Linie an den Pflegenden, denn sie stehen im Heim im engsten und kontinuierlichsten Kontakt mit den Bewohnerinnen, Bewohnern und den Angehörigen. Sie sind es normalerweise, die als erste auf problematische Situationen stossen. Sie sind es also, die die ersten Schritte zur Diskussion eines Problems einleiten müssen. Fehlt hier die ethische Sensibilisierung und das Hintergrundwissen, kann dies für die Betroffenen negative Konsequenzen haben.
– Die Zusammenarbeit mit dem ärztlichen Dienst ist in Pflegeheimen sehr unterschiedlich geregelt. Die Vorgaben in den kantonalen Heimverordnungen sind verschieden, die Regelungen variieren von Institution zu Institution. Im besten Fall existiert ein fest angestellter Heimarzt. Im schlechtesten Fall gibt es eine Anzahl an Hausärzten, die für „ihre Patientinnen und Patienten" ins Heim kommen, oft nur dann, wenn sie von den Pflegenden gerufen werden. Sie sind nicht für weitere Aufgaben gegenüber der Institution verpflichtet, was zu einer sehr unverbindlichen Zusammenarbeit führt.
– Die Strukturen zur Integration von Angehörigen in Heimen und das Wissen, wie diese Angehörigen begleitet und in Entscheidungen einbezogen werden können, ist auf unterschiedlichem Stand. Der Einbezug der Angehörigen in Entscheidungsprozesse ist wichtig, da diese in vielen Fällen die Interessen ihres demenzkranken Familienmitgliedes vertreten müssen. Es zeigt sich, dass den befragten Angehörigen meist nicht klar ist, wie und wann sie sich in Entscheidungen zur Betreuung ihres Familienmitgliedes einbringen sollen. Die Angehörigen demenzkranker Menschen fühlen sich durch diese Unklarheit besonders belastet (Jenni 2006).

Die genannten Situationen erschweren die Entscheidungsfindung. Um ethisch kompetent handeln zu können, ist es wichtig, über klare Bedingungen zu verfügen und ethisches Wissen bei allen Beteiligten zu fördern.

*3.2 Pflegerisches Handeln auf der Grundlage
demenzspezifischen Wissens*

Um in Spannungsfeldern bestmöglich im Sinn der demenzkranken Person handeln zu können, ist ebenso demenzspezifisches Wissen notwendig. Dies gilt sowohl in Bezug auf strukturelle Faktoren (Lebensraum) als auch hinsichtlich der Betreuungsprozesse.

Bezüglich des Lebensraumes für demenzkranke Menschen sind in den letzten Jahren in vielen Heimen Spezialwohneinheiten entstanden. Diese zeichnen sich dadurch aus, dass sie eine bestmögliche Umwelt-Person-Passung ermöglichen sollen. Das 3-Welten-Konzept von Held und Ermini-Fünfschilling (2004), um eines der prominentesten Beispiele zu nennen, orientiert sich sowohl vom baulichen wie auch von den Betreuungsprozessen her am natürlichen Verlauf der Alzheimer-Demenz in einer leichten, mittleren und späten Phase. Die Betroffenen durchlaufen in jeder dieser Phasen verschiedene Erlebniswelten – eine Welt der kognitiven Erfolglosigkeit, eine Welt der kognitiven Ziellosigkeit und eine Welt der kognitiven Schutzlosigkeit. Umgebung und Betreuungsmassnahmen werden diesen Erlebniswelten angepasst.

Evaluationen zur Auswirkung solcher Spezialwohneinheiten auf die Lebensqualität der Bewohnerinnen zeigen positive Resultate. Eine Evaluation, welche die Universität Zürich im Jahre 2004 durchführte, zeigte eine Verbesserung der Lebensqualität von demenzkranken Menschen in drei unterschiedlich aufgebauten Spezialwohneinheiten im Vergleich zu einem Heim mit integrativem Pflegeansatz: Weniger freiheitsbeschränkende Massnahmen ohne Zunahme der Stürze, höhere Selbstständigkeit in den Aktivitäten des täglichen Lebens, grösserer Lebensraumdurchmesser, weniger Schmerzen bei weniger Schmerzmedikamenten. Zudem zeigte sich in den spezialisierten Abteilungen eine bessere Arbeitszufriedenheit der Mitarbeiterinnen (Oppikofer et al. 2005). Unklar blieb aber – und das erwähnen die Autorinnen der Studie auch – inwieweit die positiven Auswirkungen mit dem äusseren Lebensraumkonzept und inwieweit sie mit der konkreten Umsetzung von Betreuungsprozessen im Zusammenhang stehen. Oder anders ausgedrückt: Äussere Lebensraumanpassungen ohne ebenfalls angepasste Betreuungsprozesse bringen sehr wahrscheinlich noch keine „gute Pflege" hervor.

Schauen wir uns also diese Betreuungsprozesse etwas genauer an. Gutes pflegerisches Handeln bedeutet auch, wirksame pflegerische

Massnahmen zu planen und durchzuführen. Dies erfordert sowohl Erfahrungswissen, das heisst reflektierte Erfahrung im Umgang mit demenzkranken Menschen wie auch spezialisiertes und soweit vorhanden evidenzbasiertes, demenzspezifisches Wissen. Demenzspezifisches Wissen heisst – um hier ein paar zentrale Bereiche zu nennen:

- neuropsychologische Kenntnisse zu haben;
- Zustände, Symptome und Veränderungen im Allgemeinzustand der Betroffenen systematisch einschätzen zu können;
- mit Menschen in verschiedenen Phasen der Demenz verbal und nonverbal kommunizieren zu können;
- Beziehungen zu verwirrten Menschen aufbauen, unterhalten und auch wieder abschliessen zu können;
- demenzkranke Menschen in ihren Alltagsaktivitäten begleiten und fördern wie auch deren Angehörige begleiten und beraten zu können.

Weiter müssen pflegerische Interventionen dem Stadium der Demenz angepasst sein sowie individuell und unter Berücksichtigung der Lebensgeschichte geplant und durchgeführt werden. Sie müssen im Tagesablauf flexibel erfolgen und immer wieder auf ihre Wirksamkeit hin überprüft und allenfalls angepasst werden.

Der Zustand demenzkranker Menschen kann sich von Tag zu Tag, ihr Verhalten von Moment zu Moment verändern. Um darauf reagieren zu können, müssen Pflegende über ein grosses „Repertoire" an pflegerisch wirksamen Massnahmen und Strategien verfügen

- In Bezug auf die Interaktion mit demenzkranken Menschen gibt es Konzepte wie die Validation (Feil 2000, Richard 2001), die Basale Stimulation (Bienstein & Fröhlich 2003) sowie die Kinästhetik (Asmussen-Clausen, 2006).
- Weiter bietet die Palliative Care wichtige Grundlagen für den Umgang mit leidensverursachenden Symptomen. Typische Begleiterscheinungen, die im Verlaufe einer Demenz auftauchen können, sind zum Beispiel Angst oder Unruhe. Es müssen mögliche Schmerzen erkannt und behandelt werden, auch wenn sich der demenzkranke Mensch dazu nicht äussern kann.
- Konzepte zur Alltagsgestaltung mit demenzkranken Menschen, zu Ernährung, Ausscheidung, Schlaf und Körperpflege sind ebenso zen-

tral. Sie sind jedoch bis anhin schlecht mit Blick auf die Situation demenzkranker Menschen erforscht und umgesetzt worden. Die Körperpflege zum Beispiel ist vor allem in Hinblick auf den Umgang mit herausforderndem Verhalten zu gestalten und es sind entsprechende pflegerische Strategien in die Praxis umzusetzen. Ein Beispiel einer solchen Umsetzung ist das Projekt der beiden Pflegeexpertinnen de Biasio und König (2006).

– Die Unterstützung der Angehörigen demenzkranker Menschen ist ebenfalls wichtig. Die Familienzentrierte Pflege ist damit ein weiteres relevantes Konzept. Hier gibt es verschiedene praxisorientierte Modelle als Grundlage für den Umgang, die Unterstützung und Beratung von Angehörigen. Ein Beispiel für diesen Ansatz ist das Modell von Wright und Leahey (2000), das in der Schweiz zunehmend an Bedeutung gewinnt.

– Schliesslich können mit Hilfe des Dementia Care Mapping (Innes 2004), einem spezifisch auf das Wohlbefinden demenzkranker Menschen bezogenes Beobachtungsverfahren, Rückschlüsse auf die Wirksamkeit und Qualität der Pflege gezogen werden. Obgleich aufwändig, gewinnt auch dieses Verfahren in der Schweiz zunehmend an Bedeutung.

Die Konzepte sind zentrale Grundlagen für „gutes Handeln" und ihre Umsetzung in die Praxis ist wichtig.

## 3.3 Wissen auf die individuelle Situation anwenden

Das Wissen muss so angewendet werden können, dass das demenzkranke Individuum eine seiner Situation angepasste Pflege erfährt. Dies erfordert von den Pflegenden einerseits, systematisch vorgehen zu können. Die Berufspflege stützt sich international auf den sogenannten „Pflegeprozess" ab. Der Pflegeprozess ist ein alltagsnahes Instrument, um die Pflege eines Menschen individuell zu gestalten, planbar, zielorientiert und nachprüfbar zu machen – von der Einschätzung des Pflegebedarfes, über die Planung und Durchführung von pflegerischen Massnahmen bis hin zur Evaluation der Wirkung von Massnahmen.

Ein solches Vorgehen erfordert andererseits ein entsprechendes Organisationssystem der Pflege. Hier gewinnt das Konzept „Primary

Nursing" (Ersser & Tutton 1999) oder „Bezugspflege" zunehmend an Beachtung. Dabei hat eine definierte Bezugsperson die Verantwortung für die Koordination und Qualität der Pflege und Betreuung eines Menschen. Die Bezugsperson hat die Rolle der Vertrauens- und Ansprechperson sowohl für den zu pflegenden Menschen als auch für seine Angehörigen und alle an der Betreuung Beteiligten. Sie ist eine Art „Case Managerin". Die Umsetzung eines Bezugspflegesystems bedingt organisatorische Umstrukturierungen, das klare Festlegen und Aufteilen von Verantwortlichkeiten, das Erlernen neuer Rollen und gut ausgebildetes Pflegepersonal.

## 4. Schlussfolgerung

Spannungsfelder in der Betreuung demenzkranker Menschen zeigen sich schon in der alltäglichen Beziehung zum betroffenen Menschen. Ausschlaggebend für „gutes pflegerisches Handeln" ist letztlich, sich in Spannungsfeldern so bewegen zu können, dass das Wohlbefinden des demenzkranken Menschen und seiner Angehörigen bestmöglich gefördert werden kann. Um in dieser von Unsicherheiten und Widersprüchen geprägten Pflege handlungsfähig zu bleiben, genügt es nicht – auch wenn das zweifellos sehr wichtig ist – „das Herz am rechten Fleck zu haben", wie dies in der Öffentlichkeit zum Teil nach wie vor vertreten wird. Es müssen auch spezifische ethische und fachliche Kompetenzen vorhanden sein. Diese Kompetenzen müssen kontinuierlich geschult werden, vor allem in Form von Weiterbildungen, Praxisbegleitungen und Fallbesprechungen. Kontinuierliche Schulung ist ebenso für das Pflegeassistenzpersonal wichtig, das einen grossen Teil der Pflegenden in Heimen ausmacht.

In Kompetenz zu investieren bedeutet letztlich, der anspruchsvollen Betreuung demenzkranker Menschen einen entsprechenden gesellschaftlichen Stellenwert anzuerkennen. Es bedeutet auch, die Lebenssituation demenzkranker Menschen und seiner Angehörigen ernst zu nehmen.

## Literatur

Asmussen-Clausen M. (2006). Praxisbuch Kinaesthetics. Erfahrungen zur individuellen Bewegungsunterstützung auf Basis der Kinästhetik, Urban & Fischer: München/Jena.

Baumann-Hölzle R. (1999): 7-Schritte ethischer Urteilsbildung. Arbeitspapier, Dialog Ethik: Zürich.

Bienstein C., Fröhlich A. (2003): Basale Stimulation in der Pflege. Die Grundlagen, Kallmeyer: Seelze-Velber.

Bundesministerium für Gesundheit (2006): Rahmenempfehlungen zum Umgang mit herausforderndem Verhalten bei Menschen mit Demenz in der stationären Altenhilfe. BfG: Berlin.

De Biasio C., König A. (2005): Umgang mit abwehrendem und/oder aggressivem Verhalten während der Körperpflege bei Pflegeheimbewohnerinnen mit Demenz. Ein Forschungsanwendungsprojekt. Unveröffentlichte Diplomarbeit Höfa 2, SBK Bildungszentrum: Zürich.

Ersser S., Tutton E. (1999): Primary Nursing. Grundlagen und Anwendung eines patientenorientierten Pflegesystems, Huber: Bern.

Feil N. (2000): Validation. Ein Weg zum Verständnis verwirrter alter Menschen, E. Reinhardt: München.

Graneheim U. H., Isaksson U., Persson Ljung I., Jansson L. (2005): Balancing between contradictions: The meaning of interaction wirh people suffering from dementia and „behavioral disturbances". Int J Aging and Human Development 60(2): 145–157.

Held C., Ermini-Fünfschilling D. (2004): Das demenzgerechte Heim. Lebensraumgestaltung, Betreuung und Pflege für Menschen mit leichter, mittelschwerer und schwerer Alzheimerkrankheit, Karger: Basel.

Innes A. (2004): Die Dementia Care Mapping Methode (DCM). Anwendung und Erfahrungen mit Kitwoods person-zentriertem Ansatz, Huber: Bern.

Institut für Pflegewissenschaft (2003): Stellungnahmen: Die Pflege als Beruf, www.nursing.unibas.ch.

International Council of Nurses (2006): The ICN Code of Ethics for Nurses, www.icn.ch.

Jenni G. (2006): „Zwischen Ungewissheit und Gewissheit". Erfahrungen von Töchtern und Söhnen, deren Mütter in einem Alterspflegeheim leben. Unveröffentlichte Masterarbeit, Institut für Pflegewissenschaft: Universität Basel.

Kitwood T. (2000): Demenz. Der personenzentrierte Ansatz im Umgang mit verwirrten Menschen. Huber: Bern.

Lüthi U. (2007): Würde in jeder Handlung schaffen. Krankenpflege 100(3): 24–26.

Neuhaus U. (2005): Ethisch-moralische Kompetenzprofile im Beruf der Pflege. Was kann von einer Berufsanfängerin in einer ethisch-moralischen Situation erwartet werden? Unveröffentlichte Lizentiatsarbeit, Philosophische Fakultät: Universität Fribourg.

Oppikofer S., Lienhard A., Nussbaumer R. (2005): Demenzpflege-Evaluation. Bewohnerinnen und Bewohner mit Demenz im Pflegeheim. Darstellung und Vergleich spezialisierter versus integrierter Betreuungsformen, Universität Zürich/Zentrum für Gerontologie: Zürich.

Richard N. (2001): Demenz, Kommunikation und Körpersprache. Die Integrative Validation, in: Tackenberg P., Abt-Zegelin A. (Hg.): Demenz und Pflege. Eine Interdisziplinäre Betrachtung, Mabuse: Frankfurt a. M.

Schweizerische Akademie der Medizinischen Wissenschaften (2004): Behandlung und Betreuung von älteren, pflegebedürftigen Menschen, SAMW: Basel.

Schweizerische Alzheimervereinigung (2004): Leben mit Demenz in der Schweiz. Eckdaten, ALZ: Yverdon-les-Bains.

Schweizerische Alzheimervereinigung (2006): Leben mit Demenz in der Schweiz. Eckdaten 2. Aktuelle Versorgung, ALZ: Yverdon-les-Bains.

Schweizerischer Berufsverband der Pflegefachfrauen und Pflegefachmänner (2003): Ethik in der Pflegepraxis, SBK-ASI: Bern.

Wright L. M., Leahey M. (2000): Nurses and Families. A Guide to Family Assessment and Intervention, F. A. Davies Company: Philadelphia.

# Demenz und Urteilsfähigkeit:
# Wie urteilsfähig ist der Mensch mit Demenz?

Jacqueline Minder

*Je nach Definition der Demenz ist die eingeschränkte Urteilsfähigkeit ein Symptom dieser Erkrankung (ICD 10). In jedem Fall gehören neben der typischen Gedächtnisstörung Einschränkungen der sogenannten höheren kortikalen Funktionen des Gehirns zum Krankheitsbild – insgesamt ein klinisches Bild, bei dem man rasch dazu neigt, dem Betroffenen die Urteilsfähigkeit vollständig abzusprechen. Eine intensive Auseinandersetzung mit dem demenzkranken Menschen, seiner Biographie und seinem Umfeld zeigt aber häufig Nuancen auf, die eine differenziertere Betrachtung und Beurteilung der Urteilsfähigkeit nahelegen und im Alltag der Gerontopsychiatrie eine tägliche Herausforderung darstellen.*

## 1. Fakten

Im klinischen Alltag steht der Gerontopsychiater immer wieder einem demenzkranken Menschen gegenüber, der einen Willen äussert, den der Arzt ihm nicht gewähren kann. Häufig will der Patient nach Hause, obwohl er nach Einschätzung seiner Betreuer bzw. der Pflegenden dem Alltag zu Hause nicht mehr gewachsen ist und evtl. sich und andere gefährdet. In anderen Fällen will der demenzkranke Mensch noch selbst ein Fahrzeug führen – ein wichtiger Ausdruck seiner Autonomie –, was sein neuropsychologisches Profil aber nach Einschätzung der Fachleute nicht mehr zulässt. Oder er möchte endlich eine lang ersehnte Reise antreten und sich damit einen alten Traum erfüllen – und der Arzt befindet, dass er das aufgrund seiner Gedächtnis-, Orientierungs- und sonstigen kognitiven Leistungen nicht mehr schafft. Der Arzt steht in dem Dilemma, Fürsorge gegen Autonomie abwägen zu müssen; wenn eine Demenz diagnostiziert ist, entscheidet er sich vielleicht manchmal leichtfertig für die Fürsorge und gegen die Autonomie. Denn Autonomie setzt Urteilsfähigkeit voraus und die sprechen wir dem demenzkranken Menschen allzu bereitwillig, manchmal sogar per definitionem, ab. Wie komplex und schwierig die Beurteilung der Urteilsfähigkeit aber eigentlich ist, soll Gegenstand dieses Beitrages sein.

## 1.1 Die Definition der Demenz nach ICD 10

Demenz lässt sich im Wesentlichen gemäss der Internationalen Klassifikation der Krankheiten (ICD 10) durch folgende Eigenschaften fassen (Dilling et al. 1991):

- Beeinträchtigung vieler höherer kortikaler Funktionen, einschliesslich Denken, Gedächtnis, Orientierung, Auffassung, Rechnen, Lernfähigkeit, Sprache, Urteilsvermögen;
- Verschlechterung der emotionalen Kontrolle, des Sozialverhaltens oder der Motivation.

Für diese Diagnose ist eine Reihe von kognitiven Einbussen gefordert, inklusive eine Beeinträchtigung des Urteilsvermögens, so dass es schwer vorstellbar ist, ein Mensch mit dieser Diagnose könnte eine Situation ausreichend verstehen und, wie es für die Urteilsfähigkeit gefordert ist, aus einer entsprechenden Einsicht heraus vernunftgemäss handeln.

Per definitionem ist die Beeinträchtigung des Urteilsvermögens ein Symptom der Erkrankung – aber eben lediglich eine Beeinträchtigung des Urteilsvermögens, was nicht zwingend völlige Urteilsunfähigkeit bedeutet. Es stellt sich die Frage, wer nach welchen Kriterien eine solche Beeinträchtigung bzw. das Ausmass und die Relevanz derselben beurteilen soll, vor allem, wenn der Patient sich nicht mehr mitteilen kann, weil ihm dazu das Werkzeug, die Sprache, fehlt.

*1.2 Die Definition der Demenz nach DSM-IV*

Gemäss dem „Diagnostic and Statistical Manual of Mental Disorders" wird Demenz wie folgt charakterisiert (Sass et al. 1998):
- Gedächtnisbeeinträchtigung:
- Vorliegen von mindestens einer der folgenden Störungen: Aphasie; Apraxie; Agnosie; Störung der Exekutivfunktionen, d. h. Planen, Organisieren, Einhalten einer Reihenfolge, Abstrahieren.

Mit dieser Definition ist es möglich, dass der Betroffene z.B. nur an einer Gedächtnisstörung und einer Störung der Exekutivfunktionen leidet. Doch ist er damit zwingend unfähig, vernunftgemäss zu handeln? Die Antwort muss verneint werden, da eine solche Person z. B. durchaus erkennen kann, dass sie vergesslich geworden ist, dass ihr diverse Fehler passieren und sie sich etwa zur Regelung der Finanzen bei Freunden oder andernorts gezielt Hilfe holen könnte.

*1.3 Die Definition der Urteilsfähigkeit laut ZGB*

„Urteilsfähig im Sinne dieses Gesetzes ist ein jeder, dem nicht wegen seines Kindesalters oder infolge von Geisteskrankheit, Geistesschwäche, Trunkenheit oder ähnlichen Zuständen die Fähigkeit mangelt, vernunftgemäss zu handeln." (Zivilgesetzbuch – Personenrecht – natürliche Personen – das Recht der Persönlichkeit – Art. 16)

Die Demenzerkrankung kann wohl als eine Erkrankung des Geistes bezeichnet werden. Doch mangelt es den erkrankten Personen grundsätzlich an der Fähigkeit, vernunftgemäss zu handeln? Nach dem ZGB ist grundsätzlich jeder mündige Mensch zunächst einmal auch urteilsfähig. Und da demenzkranke Menschen nicht selbstverständlich entmündigt werden, sind sie damit vor dem Gesetz zunächst einmal urteilsfähig und damit einwilligungsfähig.

Das folgende Beispiel zeigt, wie diese grundsätzlich gegebene Urteils- und Einwilligungsfähigkeit aus übertriebener Fürsorge beinah zu Unrecht missachtet worden wäre.

*Frau X. und die Spitex:* Frau X., eine 80-jährige freundliche alte Dame hatte all die Jahre alleine zu Hause gelebt und sich ohne fremde Hilfe um ihren Haushalt gekümmert. Sie war kinderlos und am Wohnort sozial schwach eingebunden. Es bestanden lose Kontakte zu den Nachbarn. Diese hatten die Gemeinde informiert, dass die Frau wohl allmählich verwahrlose und dass man nach ihr schauen müsse. Die altersspezifische Beratungsstelle der Gemeinde wurde aktiv, eine Mitarbeiterin besuchte die Frau zu Hause und fand sowohl die Frau selbst als auch die Wohnung in schwer verwahrlostem Zustand vor. Man zog einen Geriater bei und sorgte für eine FFE-Einweisung auf eine gerontopsychiatrische Akutstation mit dem Ziel, die Hintergründe abzuklären, die zur Verwahrlosung geführt hatten. Relativ schnell war die Diagnose einer mittelgradigen Demenz gestellt, das Ressourcen-Defizitprofil erstellt und das Urteil gefällt, dass selbst mit Unterstützung der Spitex an eine Rückkehr der Patientin nach Hause nicht zu denken sei. Die Betroffene blieb ruhig, sachlich, stets freundlich, aber genauso beharrlich bei ihrem Wunsch, so schnell wie möglich wieder nach Hause zurückzukehren. Jegliche Motivationsarbeit des spitalinternen Helferteams für einen freiwilligen Heimeintritt schlug fehl.

An einer Helferkonferenz, zu der die externen Helfer eingeladen worden waren, wurde das Problem erörtert und die Vertreter der Spitex setzten sich sehr dafür ein, den Wunsch der Frau zu respektieren und sie nach Hause zu entlassen. Sie erklärten sich bereit, die von den internen Helfern festgestellten Defizite aufzufangen und selbst in der Nacht bestimmte Dienste anzubieten. Das klinikinterne Team blieb skeptisch hinsichtlich der Frage, ob sich dieser enorme Aufwand lohne. Die Mitarbeiter wussten, dass bei demenzkranken Menschen der Wunsch, nach Hause zurückzukehren, durchaus auch auf einer weit in der Vergangenheit zurückliegenden Vorstellung beruhen kann. Es sei deswegen nicht unbedingt davon auszugehen, dass Frau X. ihre heutige Wohnung – zumal nach deren Säuberung – überhaupt wiedererkennen würde. Die Mitarbeiter der Spitex blieben motiviert und es wurde vereinbart, mit Frau X. und einer klinikinternen Bezugsperson sowie der zukünftigen Bezugsperson von der Spitex einen Besuch in der Wohnung abzustatten mit dem einen Ziel: zu überprüfen, ob Frau X. ihre eigene Wohnung wiedererkenne und zu erkennen gibt, dass mit der Rückkehr in diese Räume ihr Wunsch erfüllt sei.

Die Situation zu erkennen und damit – zumindest situationsbezogen – vernunftgemäss zu handeln, war in diesem Fall das Kriterium, damit Frau X. nach Hause entlassen werden konnte. Tatsächlich erkannte sie bei ihrem Hausbesuch die Wohnung sofort wieder, freute sich entsprechend sehr, inspizierte die Küche, fand alles an seinem Platz und bewegte sich kompetent und orientiert. Dies war auf der Station nicht der Fall gewesen. Sie wurde in das ambulante Helfernetz entlassen und musste nie wieder in die Gerontopsychiatrie eingewiesen werden.

Frau X. handelte also trotz ihrer Demenz durchaus vernünftig: Zum einen beharrte sie auf der Wohnform, die ihr Sicherheit und Wohlbefinden vermittelte, und zum anderen sah sie ein, dass sie Hilfe benötigt, und liess diese auch zu. Aber erst das Ernstnehmen des Wunsches von Frau X und die konkrete Überprüfung vor Ort konnten ihre relative Urteilsfähigkeit aufzeigen, so dass ihr Anliegen letztlich auch erfüllt werden konnte.

### 1.4 Die Definition der Urteilsfähigkeit nach Hans Binder

„Urteilsfähigkeit... äussert sich in jenen vom Ich ausgehenden, bewussten Akten der Besinnung, welche sich auf die innere Welt eines Menschen zurückwenden, von ihren nur mehr oder weniger dunkel erlebten, triebhaften und geistigen Einstellungen und Strebungen bewusst Kenntnis nehmen, sie denkend verarbeiten, gefühlsmässig bewerten und in inneren Willenshandlungen umgestalten. Dadurch kommt ein von der spontanen Selbstbestimmung des Ich mitgeprägtes und gelenktes, deshalb verantwortliches und willensmässiges Handeln zustande, welches erst nach vorausgegangener Besinnung in die äussere Welt eingreift" (Rippe et al. 2005: 84). Hier lautet die Frage: Wer kann ein Urteil über die Fähigkeit zur Besinnung eines demenzkranken Menschen fällen?

Mit Bedauern zitieren die Autoren des nachfolgend zitierten Expertenberichts diese 40 Jahre alte Definition und klagen über den Mangel an neuerer Literatur zum Thema neuropsychologischer und psychologischer Merkmale der Urteilsfähigkeit.

### 1.5 Ein Expertenbericht zum Thema Urteilsfähigkeit von Menschen mit psychischen Störungen und Suizidbeihilfe"

Im Zusammenhang mit der wieder aufgeflammten Diskussion über das Thema „Suizidbeihilfe von Psychisch Kranken" hat der Verein EXIT Schweiz eine interdisziplinäre Expertengruppe (Rippe et al.) beauftragt, einen Bericht zum Thema „Urteilsfähigkeit von Menschen mit psychischen Störungen und Suizidbeihilfe" zu verfassen. Eine überarbeitete und leicht gekürzte Fassung dieses Berichts wurde in der Schweizerischen Juristenzeitung im Jahr 2005 veröffentlicht und diskutiert (Rippe et al. 2005).

Dieser Bericht ist für den vorliegenden Beitrag sehr interessant, da er sich intensiv und aus verschiedenen Blickwinkeln mit dem Begriff der Urteilsfähigkeit auseinandersetzt. Problematisch ist, dass sich am Rande dieser Diskussion bereits Bemerkungen zur besonderen Situation in der Gerontopsychiatrie finden mit eher wohlwollender Befürwortung der Suizidbeihilfe in diesem Alterssegment. Hier besteht die Gefahr, dass in der differenzierten Diskussion über die Urteilsfähigkeit im Falle der Demenz den Betroffenen ganz im Sinne des respektvollen Umgangs eine fehlinterpretierte Autonomie eingeräumt wird und somit einer zu grosszügigen Zustimmung zur Suizidbeihilfe Vorschub geleistet wird. Damit wird das Thema „Suizidalität im Alter" auf eine leider bedenkliche Art aus der Tabuzone geholt und der Suizid im Alter wohlwollend „salonfähig" gemacht.

Betreffend der Urteilsfähigkeit von Menschen mit Demenz bietet der zitierte Bericht hilfreiche Ergänzungen. So weisen die Autoren z.B. daraufhin, dass die juristische Interpretation des Artikels 16, ZGB keine Graduierung zulässt. „Da es um die rechtliche Wirksamkeit bzw. Unwirksamkeit einer Willensäusserung geht, kann keine Abstufung nach Graden der Urteilsfähigkeit vorgenommen werden" (Rippe et al. 2005: 83). Es gibt also juristisch keine Graduierung, – es gibt nur urteilsfähig oder -unfähig.

Im Kontext der Diskussion um Suizidbeihilfe bei Menschen mit psychischen Störungen sieht die Justiz den Begriff dann aber doch differenzierter und verlangt eine Einzelfallwürdigung. Hier taucht der Begriff der Relativität der Urteilsfähigkeit auf und die Forderung heisst: „Für die Beurteilung der Urteilsfähigkeit ist folglich immer von den konkreten Umständen hinsichtlich einer bestimmten Handlung zum gegebenen Zeitpunkt auszugehen. (Relativität der Urteilsfähigkeit)" (Rippe et al. 2005: 83). Und weiter heisst es an der gleichen Stelle: (Es) „kann bei ein und derselben Person bezüglich einfacher Lebenssachverhalte Urteilsfähigkeit gegeben sein, hinsichtlich komplizierter Zusammenhänge gleichzeitig Urteilsunfähigkeit."

In diesem Zusammenhang vergleichen die Autoren den juristischen Begriff der Urteilsfähigkeit mit dem ethischen Begriff der Kompetenz und mit der situativen Handlungsautonomie. Diese kann von Individuum zu Individuum und auch zu verschiedenen Zeitpunkten ändern. Das Vorliegen einer psychischen Störung hat daher nicht zwangsläufig Urteilsunfähigkeit zur Folge, sondern ist immer mit der konkret zu beurteilenden Handlung in Beziehung zu setzen. Diese differenzierte Sichtweise ist auch bei der Prüfung der Urteilsfähigkeit von Menschen mit Demenz unbedingt anzuwenden. Gleichzeitig sind die weiteren Ausführungen, wie bei einer Beurteilung zu verfahren ist, nicht ohne Weiteres auf Menschen mit Demenz anwendbar. So formulieren die Autoren klar, die Entscheidung, sich selbst zu schaden, dürfe von Dritten nur dann toleriert werden (Rippe et al. 2005: 60),

> wenn die betreffende Person in der Situation selbst
> 1. angemessen informiert ist
> 2. die Fähigkeit besitzt, die Situation und die Folgen ihrer Handlung zu verstehen
> 3. und aufgrund dieses Verstehens frei entscheidet (und nicht von Dritten beeinflusst wird).

Dieser Nachweis ist bei Menschen mit Demenz über die verbale Ebene oft nicht mehr sicher zu erbringen. Hier ist die nonverbale Ebene sorgfältig einzubeziehen, auch wenn sie eine gewisse Unsicherheit mit sich bringt. Andererseits kann auch die gesprochene Sprache oft voller Missverständnisse sein und wir glauben nur, wir seien auf der verbalen Ebene sicherer.

Des Weiteren wird von den Autoren auch die Beständigkeit des Wunsches als Kriterium betont; bekanntlich können demenzkranke Menschen in ihren Wünschen sehr beharrlich sein.

## 2. Gedanken aus dem klinischen Alltag

Im alltäglichen Umgang mit dementen Menschen sind Fachleute regelmässig mit drängenden Wünschen konfrontiert, die sie nicht erfüllen können – „ich muss unbedingt sofort nach Hause ...." – ist ein oft gehörter Satz. Die Rolle der streng urteilenden und den Wunsch ablehnenden Autorität ist oft nicht einfach. Wir tun es dennoch im besten Wissen und Gewissen und in der Überzeugung, aus unserer Fürsorgepflicht heraus Notwendiges zu tun. Aber ist das wirklich immer so oder verstecken wir uns aus Hilflosigkeit auch schon einmal hinter dieser Fürsorgepflicht, weil wir die oben erwähnte relative Urteilsfähigkeit nur mit viel Mühe und Aufwand einschätzen könnten? Wie sollen wir einschätzen, wie detailliert der demenzkranke Mensch seine Situation versteht? Wie sollen wir einschätzen, ob er seiner Situation entsprechend vernunftmässig handeln kann? Wie sollen wir einschätzen, ob er zu Hause in der eigenen Küche zurecht kommt? Solche Fragen beantworten zu können, verlangt nach einer Kommunikation zwischen Betreuungsperson und dem Menschen mit Demenz.

Je näher man dem demenzkranken Menschen auf der Beziehungsebene kommt, je nähere Kontakte mit den Angehörigen möglich werden, umso vielfältiger werden die nonverbalen Kommunikationskanäle und umso mehr fliessen mit der Zeit zusätzliche Informationen, die über die verbale Ebene nicht austauschbar sind. Dadurch kann eine Ahnung zur Gewissheit anwachsen, dass bei den von der Krankheit Betroffenen hinter vordergründig auffallenden Defiziten durchaus noch ein Spektrum an Ressourcen und Kompetenzen vorhanden ist. So kann sich der Verdacht erhärten, dass das Betreuungsangebot im Alltag diesen Kompetenzen vielleicht nicht immer gerecht werden kann.

Der in der Regel nur zeitlich begrenzt auf Station weilende Arzt muss sich für diese Einschätzung auf sein interdisziplinäres Team verlassen, vor allem die Mitarbeiter der Pflege, aber auch Ergo-, Aktivierung-, Bewegungs- und Physiotherapeuten und andere. Sie erkennen im engen Kontakt mit dem demenzkranken Menschen oft Erstaunliches.

Noch wichtigere Hilfen sind Angehörige oder andere nahestehende Personen, die über prämorbide Werte und Haltungen Auskunft geben können. Mit solchen „alten" Informationen wird die Forderung nach Beständigkeit des Wunsches bedient, wie sie in der Diskussion um die Urteilsfähigkeit bei Menschen mit psychischen Störungen und Sterbewunsch gestellt worden ist. Wenn ein an fortgeschrittener Demenz leidender Mensch Sterbewünsche äussert, Nahrung und Flüssigkeitszufuhr verweigert und von der Familie zu erfahren ist, dass er vor Ausbruch der Erkrankung konstant den Wunsch vertreten habe, ihn in einer solchen Situation sterben zu lassen, dann ist das ein Hinweis auf eine mögliche situative Urteilsfähigkeit, eine geäusserte und nonverbal demonstrierte Meinung, die durchaus als mutmasslicher Wille angenommen werden kann.

Problematisch wäre aber der Respekt vor einer möglicherweise fehlinterpretierten Autonomie. Ein Beispiel dafür wäre, einem Menschen Suizidbeihilfe zu leisten, der vor Ausbruch der Demenz für diesen Fall Sterbewünsche geäussert hat, in der Demenz dann aber keine derartigen Signale mehr gibt, sich im Gegenteil vielleicht sogar glücklich und zufrieden präsentiert (vgl. Jens 2009). In dieser Situation kann keine Beständigkeit des Wunsches, im Falle der Erkrankung an Demenz sterben zu wollen, nachgewiesen werden. Die aktuell gezeigte Lebensfreude ist entscheidendes Signal für den aktuellen mutmasslichen Willen, trotz Demenz gerne leben zu wollen.

Selbstverständlich besteht gerade in der Gerontopsychiatrie auch die dringende Notwendigkeit, nach der prämorbiden Urteilsfähigkeit zu fragen: War der oder die Betroffene vor Ausbruch der Demenz psychisch gesund oder litt er oder sie zuvor an rezidivierenden Depressionen mit Suizidalität, die auf adäquate Behandlung jeweils gut ansprachen und vollständig remittierten? In einem solchen Fall muss ein Sterbewunsch kritisch, als mögliches Symptom einer zusätzlich wieder aufgetretenen Depression geprüft werden.

Wollen wir der Relativität der Urteilsfähigkeit, den versteckten Ressourcen und Kompetenzen des demenzkranken Menschen und vor allem natürlich seinem Recht auf Autonomie, seinem Recht auf grundsätzlichen Respekt vor seiner geäusserten oder demonstrierten Meinung gerecht werden und uns nicht hinter unkritisch vorgeschobener Fürsorgepflicht verstecken, müssen wir also:

– uns aufmerksam dem oder der Betroffenen und seinen nonverbalen Botschaften zuwenden;
– den Kontakt mit Angehörigen und anderen nahestehenden Personen pflegen, um möglichst viele Angaben über die zuvor bestehende allgemeine Lebenssituation zu erhalten;
– alle sorgfältig gesammelten Informationen in Relation setzen zur Fragestellung bzw. zum Wunsch bzw. zur konkreten Situation;
– manchmal auch nur mit etwas Mut und Vertrauen auf die Kompetenzen des oder der Betroffenen und des sozialen Netzwerkes Experimente wagen, wie auch das nachfolgende Beispiel zeigt.

*Frau Y. und ihr Recht auf Trauer:* Herr Y. hatte seine Frau im fortgeschrittenen Stadium der Demenz wegen Unruhe und Weglaufgefahr auf die gerontopsychiatrische Aufnahmestation gebracht und war bald darauf selbst notfallmässig in das Spital am Ort eingewiesen worden. Frau Y. war seit ihrer Aufnahme leicht agitiert und hatte einen starken Bewegungsdrang, lief immer den Gang auf und ab, klagte unverständlich und wirkte verzweifelt. Sie konnte kaum sinnvolle

Sätze formulieren, war auf der verbalen Ebene schwer zu verstehen und es blieb auch unklar, was sie selber verstand. Auf der nonverbalen Ebene wurde deutlich, dass sie sehr litt und ihren Mann vermisste. Immer wieder schien sie Angst zu äussern, ihr Mann werde sterben, obwohl sie über den Spitaleintritt ihres Mannes nicht informiert worden war. Mit ihr über den Gang zu laufen, ihr einfach nur zuzuhören und auf einzelne Satzfragmente empathisch zu reagieren, machte einen gewissen Beziehungsaufbau möglich.

Als die Angehörigen den Mitarbeitern der Station den Tod des Ehemannes mitteilten, waren sie unsicher, ob es richtig wäre, Frau Y. diese Nachricht zu überbringen. Sie überliessen die Entscheidung den behandelnden Ärzten, wie auch die Entscheidung, ob sie zur Beerdigung kommen könne. Fürsorglich wurde zunächst entschieden, dass Frau Y. nicht mehr genug verstehen würde, um was es ging und mit einer Teilinformation, die vielleicht ankommen würde, überfordert wäre, zumal man davon ausging, dass sie in ihren Trauermöglichkeiten eingeschränkt sein könnte. Man wollte ihr diese kognitive und emotionale Überforderung ersparen.

In einer interdisziplinären Besprechung wurde die Situation der Chefärztin vorgestellt, einer erfahrenen Gerontopsychiaterin. Diese entschied klar: „Auch ein demenzkranker Mensch hat das Recht auf Trauer. Ohne die Information über den Tod des Ehemannes wird ihr die Chance zu trauern genommen und damit auch das Recht darauf." Daraufhin wurde Frau Y. informiert. Sie brach zunächst zusammen, begann laut zu weinen und man gewann den Eindruck, dass sie sehr wohl verstanden hatte. Sie trauerte und wurde in diesem Prozess etwas klarer in ihren Äusserungen: Sie wollte zweifelsfrei zur Beerdigung. Frau Y. nahm am Grab ihres Ehemannes voller Trauer Abschied und war beruhigt. Ihre Befürchtung, ihr Mann werde sterben, war zur Gewissheit geworden, Bewegungsdrang und Agitiertheit konnten einer situationsangemessenen Trauer weichen. Bald konnte sie – zwar dement, aber ruhig und ausgeglichen – aus der Psychiatrie entlassen werden.

Auch dieses Beispiel zeigt, wie Helfer aus Fürsorge Gefahr laufen, Menschen mit Demenz unangemessen in ihrer Autonomie einzuschränken. In diesem Fall setzte diese Überfürsorglichkeit zu einem so frühen Zeitpunkt ein, dass nicht einmal die Voraussetzung für eine Urteilsbildung erfüllt gewesen wäre – nämlich die Information über die zu beurteilende Situation. Erst nachdem das korrigiert war, konnte beobachtet und beurteilt werden, ob Frau Y. der Situation angemessen urteilte und sich verhielt. Und das tat sie dann sehr wohl – trotz ihrer Demenz.

## *Literatur*

Dilling H., Mombour W., Schmidt M.H. (Hg.) (1991): ICD 10 V. Internationale Klassifikation psychischer Störungen, Huber: Bern.

Jens T. (2009): Demenz. Abschied von meinem Vater. Gütersloher Verlagshaus: Gütersloh.

Rippe K.P., Schwarzenegger C., Bosshard G., Kiesewetter M. (Hg.) (2005): Urteilsfähigkeit von Menschen mit psychischen Störungen, Schweizerische Juristen-Zeitung (SJZ) 101/3: 53–91.

Sass H., Wittchen H.-U., Zaudig M., Houben I. (Hg.) (1998): DSM IV. Diagnostische Kriterien, Huber: Bern.

# Ethische Fragen bei der Betreuung demenzkranker Menschen

Jean-Luc Moreau

*Die Betreuung demenzkranker Menschen wirft zahlreiche ethische Fragen auf, welche insbesondere in einer nur noch teilweisen oder gar nicht mehr vorhandenen Autonomiefähigkeit der Betroffenen wurzeln. Dieser Beitrag beleuchtet einige solche Fragen, die insbesondere bei der Einweisung in ein Heim, bei medizinischen Entscheidungen und beim Umgang mit Angehörigen auftreten. In einem Fallbeispiel wird dann die Autonomie-Problematik genauer behandelt und diskutiert, welche Formen von Paternalismus gerechtfertigt werden können.*

## 1. Einführung

Eine Demenz ist ein fortschreitendes neurologisches Leiden, das die kognitiven Fähigkeiten beeinträchtigt, Verhaltensstörungen und zunehmende Pflegebedürftigkeit verursacht und nicht unmittelbar, sondern indirekt den Tod herbeiführt – beispielsweise durch Sturzfolgen, Immobilität, Abwehrschwäche oder Infekte. Demenzerkrankungen gehören zu den häufigen chronischen Erkrankungen und treten insbesondere im Alter auf. Generell lassen sich bei chronischen Erkrankungen drei typische Arten des Krankheitsverlaufes *(trajectory)* unterscheiden (Murray et al. 2005, siehe auch Abbildung 1):

- *Trajectory 1: „Short period of evident decline":* Kurzer Verfall, z.B. infolge einer Krebserkrankung.
- *Trajectory 2: „Long term limitations with intermittent serious episodes":* Lange Einschränkung mit zwischenzeitlichen Verschlechte-

rungen, z. B. infolge einer chronischen Herzinsuffizienz mit Phasen akuter medizinischer Probleme.
- *Trajectory 3: „Prolonged dwindling":* Langsamer Verfall, z. B. infolge einer Demenz vom Alzheimer-Typ.

Verläufe zum Tode

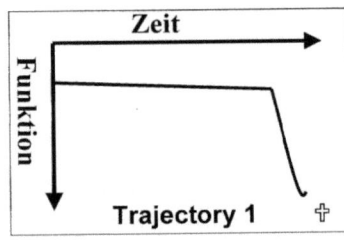
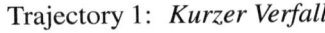
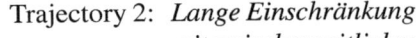
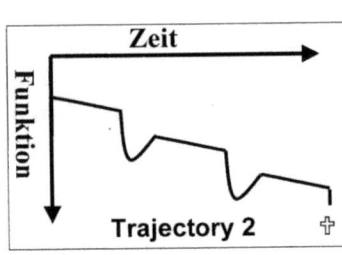
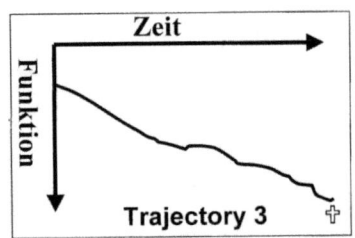

nach Muray S. A. et al. Brit Med J, 2005

*Abbildung 1:* Drei typische Arten *(trajectories)* des Verlaufs chronischer Krankheiten

Auch wenn Demenzerkrankungen grundsätzlich der dritten Verlaufsklasse zugeordnet sind, muss bedacht werden, dass solche Erkrankungen auch zusammen mit anderen Krankheitstypen auftreten. Für die ethische Beurteilung von Dilemmas in der Betreuung demenzkranker Menschen *(Dementia Care)* ist es demnach wichtig zu erkennen, welchem dieser drei Verlaufstypen sich der jeweilige Patient zuordnen lässt. Befindet sich beispielsweise eine demenzbetroffene Person in einer zwischenzeitlichen Verschlechterung gemäss *Trajectory 2*, oder in einer terminalen Phase des Typs *Trajectory 3?* Denn im letzteren Fall müssten unter bestimmten Umständen Massnahmen, die in *Trajectory 2* noch sinnvoll sind – beispielsweise der Einsatz von Antibiotika – als medizinische Handlungen von problematischem Nutzen (sogenannte *medical futility*) angesehen werden.

Doch auch in letzterem Fall ist zu beachten, dass Demenzkranke ähnliche Bedürfnisse in Bezug auf palliative Medizin aufweisen wie beispielsweise Krebskranke (Hughes et al. 2005). Palliative Care sollte demnach bei allen unheilbaren Krankheiten wesentlicher Bestandteil des Behandlungsplans sein. Schliesslich stimmen die grundlegenden Ziele von Dementia Care und von Palliative Care überein: Über den gesamten Verlauf sind die Erhaltung von Lebensqualität und Würde anzustreben, wobei mit zunehmendem Verlust der Unabhängigkeit das Erhalten des Wohlbefindens vordringlich wird.

Die Frage nach dem Übergang von einer kurativen zu einer palliativen Behandlung stellt sich demnach im Fall von Demenzerkrankungen, die in Kombination mit anderen Erkrankungen auftreten, in besonderem Masse. Murray et al. (2005) fordern diesbezüglich kein striktes „Entweder-Oder", sondern einen kontinuierlichen Übergang von krankheitsmodifizierenden oder teilweise kurativen zu unterstützenden und palliativen Massnahmen. Schliesslich ist auch die Trauerarbeit vor (und nach) dem Tod einzubinden (Abbildung 2).

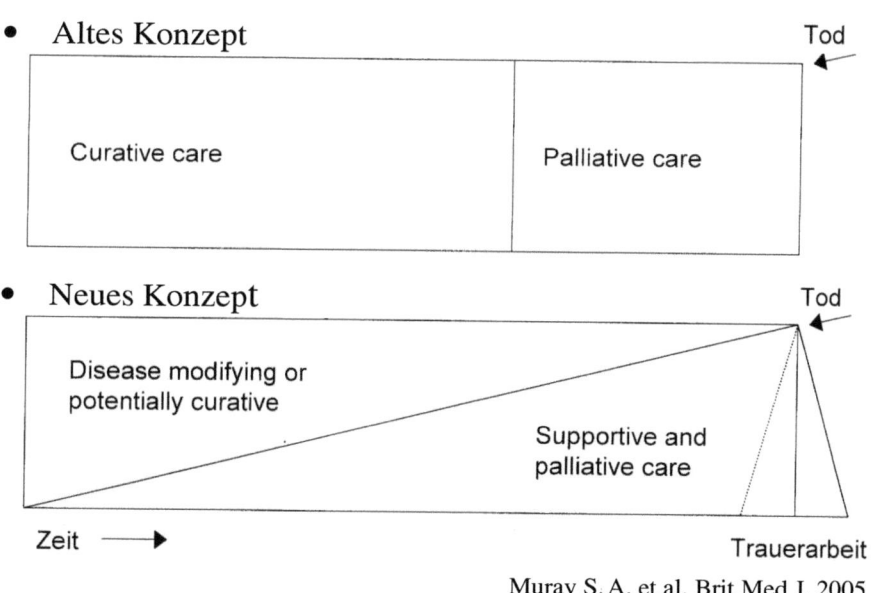

*Abbildung 2:* Krankheitsverlauf und Palliation nach Murray et al. 2005.

Diese erwähnten Übergänge bringen im Fall von Demenz das Grundproblem mit sich, dass die Autonomiefähigkeit der Betroffenen kontinuierlich abnimmt. Dies eröffnet für die Pflegenden folgendes Spannungsfeld: Ein Überbetonen der Patientenautonomie kann bei schwer Demenzbetroffenen zu Vernachlässigung führen und den Tatbestand der Misshandlung erfüllen. Eine Negierung der Patientenautonomie wiederum geht mit der Gefahr einer, dass der Wert und Würde der betroffenen Person abgemindert werden. Dies führt zur Gefahr, dass bei den Betroffenen Pflegehandlungen nur noch „symbolisch" umgesetzt werden (Winn & Dentino 2005).

Um diese Spannung zu vermindern, müssen Pflegende und Betreuende demenzkranker Menschen eine gewisse Führungsrolle annehmen, diese wohlwollend, nicht wertend, geduldig und humorvoll umsetzen. Ihre Aufgabe ist es, die Umwelt von und den Umgang mit demenzkranken Menschen so zu gestalten, dass sich diese sicher, geschätzt und angenommen fühlen können. Jeder „Fall" ist dabei individuell anzugehen mit dem Wissen, dass auch Demenzkranke (relativ zu ihrem Leiden) gesund und glücklich sein können.

Nachfolgend werden einige typische ethischen Fragen vorgestellt, die bei der Betreuung demenzkranker Menschen auftreten können. Sie beruhen auf Erfahrungen aus dem Oberried Demenz-Zentrum Belp (früher Psychogeriatrisches Heim Oberried), einer geschlossenen Einrichtung für Demenzbetroffene mit grossem Garten, das sich ausschliesslich der Pflege und Betreuung von (maximal 57) Demenzkranken widmet. Im Heim besteht keine freie Arztwahl, die ärztliche Betreuung erfolgt durch den Heimarzt oder seinen Stellvertreter.

## 2. Ethische Fragen bei der Betreuung demenzkranker Menschen

### 2.1 Der unfreiwillige Eintritt

In der Regel erfolgt der Eintritt in das Oberried Demenz-Zentrum Belp nicht auf Initiative der Betroffenen, sondern wird von Angehörigen, Medizinalpersonal oder Amtspersonen eingeleitet. Im besten Fall geben die demenzkranken Menschen ihre Zustimmung zum Einzug, doch viele treten ein, ohne ihr Einverständnis gegeben zu haben. Manche wurden gar nicht oder falsch informiert, wenn etwa der Eintritt als „Ferienaufenthalt" deklariert wird. Einzelne Bewohner wurden per Fürsorgerischen Freiheitsentzug (FFE) eingewiesen.

Dies ist natürlich ein zentrales Problem, denn Bewohner eines Demenzheims befinden sich ohne formale rechtliche Grundlage in der geschlossen Institution, wenn sie sich nicht ausdrücklich mit dem Eintritt einverstanden erklärten. Da die wenigsten der demenziell Erkrankten einen Beistand haben, Vormundschaften kaum existieren und nur einzelne Betroffene eine Patientenverfügung verfasst oder einen Stellvertreter bezeichnet haben, der für sie entscheiden kann, fehlt meist ein definierter juristischer Rahmen. Das bedeutet, dass meistens die Angehörigen der betroffenen Person ohne eigentliches Mandat in eine Vertreterrolle „hineinwachsen". Sie sollen für ihre kranken Angehörigen entscheiden, sowohl was die Heimeinweisung betrifft als auch spätere Entscheidungen, die im Verlauf des Heimaufenthaltes entstehen.

Für solche Entscheide fehlt aber streng genommen die rechtliche Grundlage. Denn gesetzlicher Vertreter eines Demenzkranken ist diejenige Person, die auf der Grundlage der ihr gesetzlich eingeräumten Befugnis den Patienten vertritt. Für den unmündigen und urteilsunfähigen Patienten, welcher sich nicht unter der elterlichen Sorge befindet (Art. 368 ZGB) ist dies in der Regel der Vormund (Art. 369 ZGB). Der Wille der Angehörigen ist bei Entscheidungssituationen nur dann bindend, wenn die Angehörigen formell der gesetzliche Vertreter des Patienten (Beistand oder Vormund) sind oder von diesem ausdrücklich (schriftlich) dazu ermächtigt worden sind. Trotz dieser juristischer Schranken empfiehlt die Schweizerische Akademie der medizinischen Wissenschaften in ihren Richtlinien, dass – wenn immer möglich – im Konsens zwischen den verantwortlichen Medizinalpersonen sowie allfällig vorhandenen Vertretern und Angehörigen entschieden werden soll. Falls es notwendig erscheint, eine ältere Person gegen ihren ausdrücklich geäusserten Willen in eine Institution der Langzeitpflege einzuweisen, soll dies nur nach Rücksprache mit der zuständigen Vormundschaftsbehörde (in der Regel mittels fürsorgerischer Freiheitsentziehung [FFE]) geschehen (Schweizerische Akademie der Medizinischen Wissenschaften SAMW 2004).

## 2.2 Medizinische Entscheidungen

Ist ein Eintritt einmal erfolgt, können im Verlauf des Aufenthalts immer wieder pathologische Situationen auftreten, die eine medizinische Entscheidung verlangen. Hier stellen sich jeweils folgende grundlegende Fragen:
- Ist der Zustand potentiell reversibel?
- Dient die geplante Massnahme der Verbesserung der Lebensqualität oder der Verlängerung der Lebensspanne?
- Kann damit ein abwendbarer Verlauf verhindert werden?
- Ist die Massnahme einem Demenzbetroffenen, der nicht versteht, was mit ihm geschieht, zumutbar?

Folgende Beispiele verdeutlichen, welche medizinischen Entscheide im Fall demenzkranker Menschen auftreten können:
- *Chirurgische Eingriffe:* Kommt es in Folge eines Sturzes zu einer Schenkelhalsfraktur, dann ist in den allermeisten Fällen eine baldige operative Versorgung angezeigt. Der Verzicht auf die Operation hätte für den Betroffenen eine dauernde Bettlägerigkeit mit hohem Risiko für Druckgeschwüre, Lungenentzündung, Schmerzen bei Umlagerung und eine massiv erschwerte Pflege zur Folge. In dieser Situation leitet das ethische Prinzip des Nicht-Schadens die Entscheidung, ungeachtet des Alters der betroffenen Person. Es finden sich zahlreiche Beispiele, dass solche Operationen trotz eines hohen Lebensalters erfolgreich verlaufen und die Lebensqualität der Patienten nachhaltig verbessern.
- *Antibiotika-Gabe:* Wir machen regelmässig die Erfahrung, dass Demenzkranke eine oder mehrere Lungenentzündungen überleben, obwohl sie keine Antibiotika erhielten, während andere Kranke trotz der Antibiotika-Gabe sterben. Demnach ist die Entscheidung für oder gegen den Einsatz von Antibiotika keine Entscheidung über Leben und Tod. Der Verzicht auf lebensverlängernde Massnahmen heisst aber nicht, dass grundsätzlich keine Antibiotika gegeben werden sollten. Die antiinfektive Therapie kann das aktuelle Leiden der Betroffenen unmittelbar vermindern, wie zum Beispiel bei einem schweren Harnweginfekt.
- *Künstliche Ernährung:* Hier ist festzuhalten, dass die künstliche Zufuhr von Nahrung und Flüssigkeit per Magensonde/PEG bei fort-

geschrittener Demenz weder das Überleben verlängern (Mitchell et al. 1997) noch Wohlbefinden und Würde verbessern (Finucane & Christmas 2003). Von einer solchen Massnahme ist demnach meistens abzusehen, es sei denn, der Demente könne sein diesbezügliches Bedürfnis äussern.
– *Verzicht auf Wiederbelebung:* In der Patientendokumentation kann der Eintrag „Keine Reanimation" (englisch DNR: Do not resuscitate) vorliegen. Dies ist der Fall, wenn pathologische Notfälle auftreten, bei welchen eine Wiederbelebung mit einer geringen Erfolgsrate und einer hohen Rate von neurologischen Schäden verbunden ist (Conroy et al. 2006) – etwa im Fall eines Herz-Kreislaufstillstands. Hier besteht keine Verpflichtung, mit einer Reanimation die Lebensspanne zu verlängern.

*2.3 Die Rolle der Angehörigen*

Wie bereits unter 2.1 angesprochen, finden sich Angehörige oft in einer Entscheidungssituation wieder, für welche sie nicht wirklich vorbereitet wurden. Wichtig ist es deshalb, diese möglichst umfassend zu informieren. Bereits bei der Anmeldung eines demenzkranken Menschen in einem Heim sollten Probleme wie Sturzgefährdung, freiheitseinschränkende Massnahmen, Reanimation und der Einsatz von Palliativpflege mit der Heimleitung besprochen werden. Wenn möglich sollte der Heimarzt die Angehörigen schon am Eintrittstag treffen. Ein bis drei Monate nach Eintritt sollte ein ausführliches Gespräch mit den Angehörigen geführt werden, in welchem der Verlauf der Eingewöhnung sowie allfällige Probleme und Fragen besprochen werden. Weitere Gespräche erfolgen auf Wunsch der Angehörigen oder beim Auftreten von schwierigen Situationen wie Schluckproblemen oder am Lebensende.

Gewiss sind Angehörige oft einzigartige Experten, wenn es um ihre demenzbetroffenen Verwandten geht. Es kann aber auch sein, dass die Angehörigen sehr wenig Verständnis für ihr demenzkrankes Familienmitglied aufbringen. Es können unterschiedliche Einschätzungen des Krankheitsbildes vorhanden sein, was zu weiteren Spannungen innerhalb der Familie führt. Oft sind Angehörige beim Eintritt der demenzbetroffenen Person nach der jahrelangen Belastung durch die Pflege- und Aufpasserfunktion am Ende der Kräfte. Sie haben zuweilen das

Gefühl, versagt zu haben und sind ab dem Zeitpunkt des Heimeintritts gleichsam „arbeitslos". Oft hegen Angehörige auch Zweifel, ob die Institution die Pflege und Betreuung so leisten wird, wie sie es sich vorstellen. Auch solche Aspekte sind im Gespräch mit den Angehörigen aufzunehmen.

Eine besondere Situation bilden Spitaleinweisungen am Lebensende. Hier befolgen wir die oben angesprochene Empfehlung der SAMW, Entscheidungen im Konsens mit den Angehörigen zu fällen. Man muss sich dann aber bewusst sein, dass deren Meinung ein grosses Gewicht erhalten kann, was zu grossen Spannungen zwischen dem Betreuungsteam inklusive Arzt und den Angehörigen führen kann. So haben wir in einem Fall auf drängenden Wunsch der Ehefrau der Verlegung eines Patienten ins Akutspital eingewilligt, obwohl für uns ersichtlich war, dass dieser im Sterben lag. Im Spital wurden umfangreiche therapeutische Massnahmen eingesetzt, der Tod trat dennoch innert eines Tages ein. Diese Hospitalisation war medizinisch nutzlos und ethisch fragwürdig, da sie – aus unserer Sicht – nicht im besten Interesse des Betroffenen erfolgte. Doch anscheinend musste sich die Ehefrau unbedingt dafür einsetzen, dass „alles" für ihren Mann gemacht wird, damit sie seinen Tod ohne Schuldgefühle zulassen konnte. In der retrospektiven Analyse wurde offensichtlich, dass der Patient von allen Beteiligten instrumentalisiert wurde.

## 3. Autonomie-Dilemma: ein Fallbeispiel

### 3.1 Fallvorstellung

Folgender Fall soll als Ausgangspunkt dienen:

Ich hatte über Ostern 14 Tage Ferien, in denen ich von meinem Kollegen vertreten wurde. Als ich zurückkam, wurde ich informiert, dass eine neue Patientin, Frau O., auf der Demenzstation aufgenommen worden war. Ihr Mann – seit Jahren Diabetiker, der sich bisher selbst das Insulin spritzte – war wegen einer schweren Blutzuckerentgleisung vor einigen Wochen ins Spital eingeliefert worden. Wenn Frau O. ihren Mann besuchte, verhielt sie sich merkwürdig: sie kam beispielsweise spätabends vorbei und schien das Zeitgefühl verloren zu haben. So wurde sie über die Feiertage ebenfalls ins Spital aufgenommen und kurz darauf zu uns verlegt – zusammen mit ihrem Ehemann, der ein Zimmer im Pflegeheim bezog. Die beiden hatten ein Coiffeurgeschäft in einer Kleinstadt geführt, hatten aber mit den Finanzen zunehmend Schwierigkeiten bekommen und mussten das Geschäft verkaufen. Weil auf der Demenzstation keine freie Arztwahl besteht und der betreuende Hausarzt in den Ferien weilte, hatte mein Kollege die Behandlung des Ehepaars eingeleitet, die ich dann übernahm.

Meine Abklärungen ergaben, dass die beiden kognitiv deutlich beeinträchtigt waren: Frau O. erreichte im Mini-Mental-Status 14 von 30 Punkten, Herr O. 21 von 30 Punkten. Herr O. hatte ein Alkoholproblem, das zur zunehmenden kognitiven Beeinträchtigung beigetragen hatte. Der Diabetes des Ehemanns zeigte deutliche Schwankungen: Wir massen Glukose-Werte zwischen 1.5 und 27 mmol/l. Frau O. konsumierte 12 Medikamente täglich: drei Psychopharmaka und ein Opioid wegen chronischen Rückenschmerzen. Wir fanden heraus, dass sie manchmal mehr als ein Pflaster gleichzeitig aufgeklebt hatte. Zudem herrsche in der Wohnung ein Chaos, berichtete der Schwager. Meiner Vermutung nach bestand bei beiden eine gefässbedingte Demenz.

Doch Herr und Frau O. sahen die Situation ganz anders: Als Erstes konfrontierten mich die beiden mit der Aussage, wir hätten kein Recht, sie hier zurückzuhalten. Sie wollten sofort in ihre Wohnung zurück. Notfalls würden sie einen Anwalt nehmen. Sie könnten für sich selbst sorgen. Frau O. sagte, sie könne kochen; er meinte, er könne sein Insulin selbst spritzen, das mache er schon seit Jahren.

Das ethische Problem in diesem Fall erscheint klar: Bei beiden Ehepartnern klafft die Wahrnehmung der eigenen Fähigkeit, Autonomie auszuüben und die Einschätzung der tatsächlichen Autonomiefähigkeit auseinander. Die funktionellen Einbussen, die eigene Krankheit werden nicht sachgerecht wahrgenommen: Es besteht eine sogenannte Anosognosie. Dies verlangt, dass zunächst einmal der medizinische Zustand des Ehepaars verbessert werden muss.

So liegt bei Frau O. mit grösster Wahrscheinlichkeit ein delirantes Syndrom vor. Zudem gilt es, den kognitiven Status mit einem strukturierten Instrument genauer festzustellen, zumal der Mini-Mental-Status bei Frau O. eine mittelschwere, bei Herrn O. eine leichte kognitive Beeinträchtigung diagnostiziert hat. Mittels der Confusion Assessment Method CAM finden wir bei Frau O. einen Wert von drei Punkten, was einen Delir wahrscheinlich macht. Wir versuchen deshalb, bei Frau O. die Zahl und die Dosis der Psychopharmaka zu reduzieren und prüfen, ob mit einem schwächeren Fentanyl-Pflaster die Rückenschmerzen genügend kontrolliert werden können. Bei Herrn O. wiederum sollte ein Weg gefunden werden, den schlecht eingestellten Diabetes mellitus besser zu kontrollieren.

### 3.2 Das ethische Dilemma

Wir haben es hier mit einem Dilemma zwischen dem Respekt der Autonomie der Betroffenen und unserer Schutzverpflichtung zu tun. Respektieren wir die Autonomie der Betroffenen, so unterstützen wir eine Lösung, welche die Gesundheit und das Wohlbefinden gefährdet. Stellen wir den Schutz der Betroffenen in den Vordergrund, so übergehen wir ihre Autonomie.

Wenn wir Demenzkranke nach ihren Wünschen bezüglich ihrer Gesundheit befragen, so haben wir meistens das Problem, dass sie diese nicht mehr äussern können. Wir sind also darauf angewiesen, durch Befragen der Angehörigen oder durch Erforschen der Vorgeschichte den mutmasslichen Willen der Betroffenen zu eruieren. Im vorliegenden Fall haben wir jedoch die zusätzliche Schwierigkeit, dass der Wille klar ausgedrückt, die Lebenssituation aber nicht realistisch erfasst wird. Es gilt, die Urteilsfähigkeit abzuschätzen. Folgende Kriterien sind relevant:

- Fähigkeit, Information in Bezug auf die zu fällende Entscheidung zu verstehen;
- Fähigkeit, die Situation und die Konsequenzen, die sich aus alternativen Möglichkeiten ergeben, richtig abzuwägen;
- Fähigkeit, die erhaltene Information im Kontext eines kohärenten Wertsystems rational zu gewichten;
- Fähigkeit, die eigene Wahl zu äussern.

Es boten sich uns zwei Auswege aus diesem Dilemma: Erstens versuchten wir, durch medizinische Massnahmen den kognitiven Zustand der Betroffenen zu verbessern, so dass sie ihr Leben besser meistern konnten. Zweitens wollten wir zu geeigneter Zeit versuchen, den beiden das Leben in der eigenen Wohnung wieder zu ermöglichen. Im Zug unserer Anstrengungen ergab sich folgende Entwicklung:

Trotz Reduktion der Opioide und Einsatz diverser Psychopharmaka blieb Frau O. auf der Demenzstation zeitweise stark verwirrt. Im Labor wurde eine Schilddrüsenüberfunktion nachgewiesen und die entsprechende Behandlung eingeleitet. Die übrigen Befunde waren normal. Mittels einer kombinierten Behandlung mit einem Antidepressivum und einem Antipsychotikum ging es nach etwa vier Monaten deutlich bergauf: Unter der reduzierten Opioid-Dosis hat Frau O. erträgliche Schmerzen. Der Mini-Mental-Status verbesserte sich von 14 auf 22 Punkte. Frau O. wurde von der Demenzstation auf die offene Pflegestation verlegt.

Herr O. sass während dieser Zeit meist apathisch und missmutig zurückgezogen in seinem Zimmer. Er ass unregelmässig, trank zuweilen auch sehr viel Traubensaft. Die Blutzuckerwerte schwankten denn auch zwischen extrem niedrig und sehr hoch. Mittels einer antidepressiven Therapie wurde Herr O. etwas zugänglicher, lehnte aber weiterhin den Aufenthalt im Pflegeheim vehement ab und verlangte, nach Hause gehen zu können. Mehrfache Versuche, ihn den Blutzucker selbst kontrollieren und das Insulin spritzen zu lassen, misslangen.

Unterdessen wurden das Ehepaar verbeiständet. Die Beiständin ging mit Frau O. mehrmals in die alte Wohnung. Sie stellte dabei fest, dass Frau O. nicht mehr in der Lage ist, den Haushalt zu führen. Eine Rückkehr in die Wohnung war unmöglich. Schliesslich konnte das Ehepaar zwei nebeneinander gelegene Zimmer im Bereich „Betreutes Wohnen" beziehen. Der Diabetes des Ehemanns benötigte weiterhin einen hohen pflegerischen Aufwand. Beide sind mit der gefundenen Lösung nicht richtig glücklich, haben sich jedoch mit der Situation arrangiert.

*3.3 Fallanalyse*

Der Fall zeigt: Durch medizinische und pflegerischen Massnahmen sowie dem geduldigen Aufbau einer Beziehung ist es gelungen, die Situation zu stabilisieren. Neben den zwei Möglichkeiten „Pflegeheim" oder „Eigene Wohnung" ergab sich als Kompromiss das „Betreute Wohnen". Damit konnte dem Ehepaar aus externer Sicht wenigstens eine Teilautonomie verschafft werden, die in der ersten Phase des Aufenthalts im Heim kaum möglich schien.

Es stellt sich dennoch die Frage, inwieweit nicht Paternalismus hinter dem Entscheid steht, eine Rückkehr in die eigene Wohnung als unmöglich anzusehen. Unter Paternalismus wird dabei der Versuch eines Einzelnen oder des Staates verstanden, das Wohlergehen anderer Personen (bzw. Staatsbürger) auch ohne deren Einwilligung, im Extremfall sogar gegen ihren Willen herzustellen (Höffe 2002). Es geht also um eine Einmischung in die Handlungsfreiheit eines Anderen aus Gründen, die sich ausschliesslich auf das Gute für diesen Anderen beruft: auf sein Wohl und das Glücklichsein sowie auf seine Bedürfnisse, Interessen oder Werte (Dworkin 1972). Das Handeln gegen den geäusserten Patientenwillen ist also dann legitim (Wettstein 2001), wenn der geäusserte Wille

- zu eindeutigem Leiden des Betroffenen führen würde;
- zu einer menschenunwürdigen Situation führen würde, die der Patient mutmasslich vermieden hätte;
- einem früher, vor dem Eintreten der Urteilsunfähigkeit geäusserten Willen widerspricht;
- zu einer unzumutbaren Belästigung oder Gefahr für Mitmenschen führt.

Wir denken, dass in diesem Fall diese Kriterien erfüllt waren, so dass wir zwar „paternalistisch", aber im Sinne der Betroffenen gehandelt haben.

## *Literatur*

Conroy S. P., Luxton T., Dingwall R., Harwood R. H., Gladman J. R. (2006): Cardiopulmonary resuscitation in continuing care settings: time for a rethink? British Medical Journal 332(7539): 479–82.

Dworkin G. (1972): Paternalism. The Monist 56: 64–84.

Finucane T., Christmas C. (2003): Artificially giving nutrition and fluids is not one action. British Medical Journal 326(7391): 713.

Höffe O. (2002): Lexikon der Ethik. Verlag C. H. Beck, München. 6. neubearbeitete Auflage.

Hughes J. C., Robinson L., Volicer L. (2005): Specialist palliative care in dementia. British Medical Journal 330(7482): 57–8.

Mitchell S. L., Kiely D. K., Lipsitz L. A. (1997): The risk factors and impact on survival of feeding tube placement in nursing home residents with severe cognitive impairment. Arch Intern Med. 157(3): 327–32.

Murray S. A., Kendall M., Boyd K., Sheikh A. (2005): Illness trajectories and palliative care. British Medical Journal 330(7498): 1007–11.

SAMW (2004): Medizinisch-ethische Richtlinien der Schweizerischen Akademie der Medizinischen Wissenschaften: Behandlung und Betreuung von älteren, pflegebedürftigen Menschen. Schweiz. Ärztezeitung 85: 1452–1462.

Wettstein A. (2001): Erfassen des mutmasslichen Willens. In Wettstein A., Conzelmann M., Heiss H. W. Checkliste Geriatrie. Verlag Thieme, Stuttgart. 2. überarbeitete Auflage.

Winn P. A., Dentino A. N. (2005): Quality palliative care in long-term care settings. J Am Med Dir Assoc. 6(3 Suppl.): S89–S98.

# Interdisziplinäre Zusammenarbeit: Der Weg aus dem Dilemma?

Regula Schmitt-Mannhart, Heidi Rusnak

*Dilemmasituationen kommen bei fortgeschrittener Demenz sehr häufig vor. Betreuende in Langzeitinstitutionen sind täglich gezwungen, dementsprechend Entscheide zu treffen. Fachwissen, Konzepte, Richtlinien oder Modelle zur Demenzbetreuung helfen zwar dabei, jedoch nur beschränkt. Erschwerend kommen oft unzulängliche Betreuungsstrukturen, unbefriedigende Personalsituationen und ökonomische Sachzwänge hinzu. Nur in interdisziplinärer Zusammenarbeit kann es gelingen, Demenzkranke individuell, ganzheitlich, in Respekt ihrer Würde und Autonomie zu betreuen und einen Weg aus diesen Dilemmasituationen zu finden. Interdisziplinäre Gespräche nach bestimmter Struktur und definierten Regeln mit allen an der direkten Betreuung Beteiligten führen in Dilemmasituationen zu einer Entscheidfindung im Konsens.*

## 1. Ausgangslage

In Alters- und Pflegeheimen leben viele an Demenz erkrankte Menschen und es ist zu erwarten, dass in Zukunft ihre Zahl noch ansteigen wird. In den mittleren und späten Phasen der Krankheit verlieren die Betroffenen nebst den kognitiven Fähigkeiten und den funktionellen Alltagsfähigkeiten auch zunehmend die Bewusstheit ihrer selbst (Damasio AR 2000). Die Betreuenden in den Heimen sind in ihrer Arbeit tagtäglich mit zahlreichen Konfliktsituationen konfrontiert, die ein Dilemma darstellen hinsichtlich des Anspruchs, auf die Bedürfnisse der jeweils einzelnen Patienten und die Patienten insgesamt sowie die Not ihrer Angehörigen angemessen einzugehen. Das folgende Beispiel mag diese Schwierigkeit illustrieren:

Frau C. irrt verstört umher, belästigt ständig alle Mitbewohnerinnen, indem sie sie packt und verzweifelt ruft: „Ich bin nicht schuldig!"; sie löst damit bei den Mitbewohnern Ablehnung und Aggressionen aus. Herr B. isst seit Wochen kaum mehr, wiegt gerade noch 30 Kilogramm, die Angehörigen drängen, dass endlich etwas dagegen unternommen werde. Frau B. rüttelt an die hundert Mal täglich an der Ausgangstür und verzweifelt fast, dass sie nicht hinausgehen kann. Frau M. ruft stundenlang und ununterbrochen laute langgezogene Töne, für die Mitbewohner kaum erträglich; gibt man ihr aber ein beruhigendes Medikament in niedrigster Dosierung, so fällt sie in einen Tiefschlaf und isst und trinkt nicht mehr. Bei Herrn F. muss täglich eine schmerzhafte, infizierte Wunde am Fuss verbunden werden, was nur geht, wenn ihn mindestens drei Personen mit Gewalt festhalten. Frau A. wandert nachts umher, auch in andere Zimmer, wobei sie die Mitbewohner erschreckt und ängstigt. Die hochbetagte Frau O. erhält seit einigen Jahren regelmässig lebenserhaltende Bluttransfusionen im Spital, deren Sinn jetzt, bei fortgeschrittener Demenzkrankheit, fraglich ist; sie will diese – vermutlich – nicht mehr, ihre Angehörigen wollen aber unbedingt, dass man damit weiterfährt. Herr D. schlägt oft völlig unvermutet auf Pflegende, manchmal auch auf Mitbewohner, ein; Frau P. klammert sich an jede Betreuungsperson, die sie sieht und kann keine Sekunde allein sein, sodass selbst den Geduldigsten der Geduldfaden reisst. Frau N. will unbedingt nach Hause zurückkehren, was aber für die Angehörigen kaum zumutbar ist und ihr nicht gestattet wird.

Bei all diesen schwierigen Situationen sind wir gezwungen, zu reagieren und in irgendeiner Form eine Entscheidung zu treffen. Wie kann es uns in diesen täglichen Konfliktsituationen gelingen, dem Anspruch gerecht zu werden, auf die Bedürfnisse der Demenzkranken einzugehen und gleichzeitig Schaden zu vermeiden? Wie reagieren wir auf die Bedürfnisse und die Not der Angehörigen? Wie können wir dabei die Anliegen aller andern Patientinnen und Patienten mit berücksichtigen? Diese Fragen verdeutlichen das schwierige Problem, den bioethischen Prinzipien Patientenautonomie, Gutes tun, Nicht schaden und Gerechtigkeit im Kontext von Demenzerkrankungen genüge zu tun. Gewiss, in den letzten Jahren sind viele Möglichkeiten entwickelt worden, um auch Menschen mit fortgeschrittener Demenzkrankheit ein Leben mit möglichst grossem Wohlbefinden zu ermöglichen. Als Stichworte seien genannt: medikamentöse Therapien, Validation, personenzentrierte Demenzbetreuung (Kitwood 2000), kognitive Milieutherapie, Drei-Weltenmodell sowie Lebensraumgestaltung (Held & Ermini-Fünfschilling 2004). Die alltäglichen Konfliktsituationen lassen sich im Rahmen dieser Möglichkeiten zwar reduzieren, aber die Spannungsfelder und unsere Aufgabe als Betreuende, Güterabwägung vorzunehmen und ethische Entscheide zu treffen, bleiben trotzdem bestehen.

Erschwerend kommt der gewöhnliche Arbeitsalltag mit all seinen Unzulänglichkeiten hinzu: Die baulichen Strukturen sind vielleicht nicht ideal: falsche Zimmergrössen betreffend Einzel- und Mehrbettzimmern, zu grosse Wohngruppen, Sackgassen statt Endloswege, ungenügende Stress-Abschirmung für bestimmte Bewohnerinnen; Personalausfälle, zu wenig Personal, vor allem zu wenig Fachpersonal, neue Mitarbeiterinnen, Praktikanten, Lernende ohne Kenntnisse betreffend Demenz; Anforderungen und Auflagen von Behörden, von Ausbildungsinstitutionen; unrealistische Erwartungen von Angehörigen, vermehrt administrative Aufgaben, zunehmende ökonomische Sachzwänge usw. Dennoch wird versucht, dem Anspruch Genüge zu leisten, Demenzkranke gut zu betreuen, das heisst, in den genannten Spannungsfeldern den besten Weg zu suchen. Dieser bedeutet sowohl Schutz, Sorge für Wohlbefinden *und* Autonomie. So stellt sich die Frage: Ist das angesichts der geschilderten Realität ein utopischer Anspruch?

## 2. Die zentrale Bedeutung interdisziplinärer Zusammenarbeit

Demenzkranke individuell, ganzheitlich, in Respekt ihrer Würde und Autonomie zu betreuen, gelingt nur in interdisziplinärer Zusammenarbeit. Diese erfordert von jedem der Beteiligten seine spezifischen Kompetenzen, Offenheit, gegenseitigen Respekt, Motivation für das gemeinsame Ziel, Bereitschaft zur ethischen Reflexion und ist ein kreativer Prozess. Dazu ein Beispiel:

Frau K., 80 Jahre alt, leidet seit mehreren Jahren an einem fortschreitenden demenziellen Syndrom. Sie wurde bis vor einem Jahr von ihrem ebenfalls betagten Ehemann betreut, der sie dann aber wegen eigenen gesundheitlichen Problemen nicht mehr weiter betreuen konnte. Sie wurde deshalb ins Pflegezentrum verlegt. Dort ging sie den ganzen Tag ruhelos umher, meist mit abweisendem, verkniffenem Gesicht, gelegentlich auch milde lächelnd, antwortete, wenn angesprochen, selten mit ja oder nein. Ab und zu kam es vor, dass sie plötzlich mit wutverzerrtem Gesicht für einige Sekunden durchdringend laut schrie. Bei manchen „Schreiattacken" griff sie nach dem nächstbesten Gegenstand, um ihn zu malträtieren. Im Laufe der ersten Monate nahmen diese Symptome eher zu; sie lächelte kaum mehr. Die Momente des Schreiens wurden häufiger und für ihre Umgebung fast unerträglich. Einmal geriet ihr ein Tafelmesser in die Hände, worauf sie unerwartet auf eine Pflegehelferin einstach (ohne diese ernsthaft zu verletzen). Ein weiteres Mal schlug sie wild um sich und wehrte sich mit Händen und Füssen, als das Pflegeteam ihr ein Messer wegzunehmen versuchte.

Das Team war der Meinung, dass sofortiger Handlungsbedarf bestand. Die Auszubildenden fühlten sich bedroht und hatten Angst; die Pflegefachfrau sah auch die Gefahr für die andern pflegebedürftigen Heimbewohnerinnen, die sich in ihrer Hilflosigkeit nicht wehren konnten. Für die Abteilungsleiterin war wichtig, ihr Team, das ohnehin stark gefordert war, zu schützen. Pflegerische Lösungsmöglichkeiten sah sie kaum: Alle potenziell gefährlichen Gegenstände wegräumen, war auf dieser „gemischten" Abteilung kaum realisierbar; Validation brachte keine Verbesserung; ruhiges Zureden half nicht und Ablenkung gelang nicht.

Auch die behandelnde Ärztin war sich bewusst, dass in dieser Situation etwas geschehen musste, zum Schutze der Betroffenen und zur Verhinderung einer Eskalation. Sie überlegte sich:

– Sollen zusätzliche oder andere Medikamente verabreicht werden? Falls ja, welche und in welcher Dosierung? Um die Anfälle zu verhindern, wären wohl Dosierungen nötig, die mit schwerwiegenden Nebenwirkungen und Komplikationsrisiken verbunden wären. Sollte dieses Risiko in Kauf genommen werden?
– Soll eine Verlegung in die Psychiatrie wegen Gefährdung von andern Personen angeordnet werden? Für die schwer demenzkranke Frau wäre dies sicher eine grosse Belastung: andere Bezugspersonen, eine andere Atmosphäre und eine andere Umgebung. Auch für die Angehörigen wäre das nicht einfach zu akzeptieren. Und wäre dann, wenn sie nach einigen Wochen zurückkäme, das Problem gelöst?
– Ist eine Verlegung in ein Spezialheim für Demenzkranke mit idealen „Milieu-Bedingungen" die bessere Massnahme? Dies wäre aber

frühestens in einigen Wochen zu realisieren. Ausserdem könnte der Ehemann (den sie noch erkennt) sie wegen des weiten Weges viel seltener besuchen.

Um in dieser Situation zu einer Lösung zu kommen, setzten sich alle in die Betreuung der Patientin direkt involvierten Mitarbeitenden zu einem gemeinsamen Gespräch zusammen: das Pflegeteam der entsprechenden Abteilung, die Ärztin, die Aktivierungstherapeutin, die Seelsorgerin. Solche interdisziplinären Gespräche haben eine definierte Struktur und verlaufen nach bestimmten Regeln.

Nach folgender Struktur wird das Problem besprochen:

- Was liegen für Schwierigkeiten vor?
- Zusammentragen möglichst vieler Informationen: Beobachtungen, die aktuelle Situation, die Stimmung, die Beziehungen, die Biographie und die Lebensgewohnheiten der Patientin; dazu Antworten auf Fragen wie: Was ist für den betroffenen Menschen wichtig? Welche Symptome sind durch die Krankheit „Demenz" bedingt? Gibt es Komorbiditäten, welche die Situation beeinflussen? Wie steht es um die Ressourcen?
- Welche Ursachen gibt es für das Problem? Wie lässt sich das Problem erklären?
- Welche Bedürfnisse hat die Patientin?
- Welche Rolle spielen die Angehörigen?
- Festlegen der Zielsetzung: Was will man erreichen, was ist überhaupt realistisch? Welche Werte gilt es zu berücksichtigen?
- Welche Massnahmen sind zu treffen?

Die Suche nach Antworten unterliegt dabei folgenden Regeln:

- Ziel des Gesprächs ist Konsensfindung.
- Das Gespräch (Ort, Zeit, Teilnehmende) wird durch die Bezugsperson des jeweiligen Patienten organisiert.
- Jede der beteiligten Personen darf ihre Meinung sagen und ihre Kenntnisse einbringen.
- Jede hört dem andern zu im Wissen, dass es unterschiedliche Kompetenzen zur Lösungssuche braucht.
- Es wird ein Evaluationszeitpunkt der getroffenen Massnahmen festgelegt.
- Die Besprechung wird dokumentiert.

Die konkreten Ergebnisse des interdisziplinären Gesprächs waren im genannten Fall folgende:

- *Schwierigkeiten:* Gefahr/Bedrohung anderer durch Messer-Angriffe; die Schrei-Anfälle sind unerträglich geworden; Frau K. leidet und das Team sieht hilflos zu.
- *Beobachtungen und Informationen:* Frau K. sieht sehr schlecht (Makuladegeneration); sie hat immer wieder Harnwegsinfekte (Beitrag der Ärztin). Sie trinkt zeitweise ungenügend, isst schlecht und hat bereits mehrere Kilos an Gewicht verloren; verordnete Medikamente verweigert sie oft (Beitrag der Pflege). Sie war jahrelang Abwartsfrau; es hebt ihre Stimmung, wenn sie einen Putzlappen, einen kleinen Wischer in die Hände nehmen und sich damit „betätigen" kann (Beitrag Pflegehelferin). Wenn viel Lärm auf der Abteilung ist, schreit sie viel häufiger; wenn ihr Mann – selber gesundheitlich eingeschränkt – zu Besuch kommt, scheint sie sich (etwa eine Stunde lang) wohl zu fühlen; sie hat früher kaum Hobbys gehabt; den Haushalt gut führen und Kochen ist ihr wichtig gewesen; sie hat gelegentlich Musik gehört; ist gerne spazieren gegangen (Beitrag Pflege). Die ersten Anzeichen einer Demenz zeigten sich vor ca. 5 Jahren; der Ehemann übernahm immer mehr von ihren Aufgaben; sie hat alles mit sich geschehen lassen; erst seit einigen Monaten besteht eine körperliche Unruhe, ein ungerichteter Bewegungsdrang; über bekannte Volkslieder und einfache Melodien ist sie zeitweise gut emotional erreichbar (Beitrag Aktivierungstherapeutin). Im Gottesdienst bleibt sie jeweils ruhig sitzen und schreit nicht (Beitrag Seelsorgerin). Ganz selten findet sie, wenn sie angesprochen wird, eine überraschend klare Antwort.
- *Erklärung/Verstehen:* Der Bewegungsdrang ist durch die Demenz und den früheren Beruf erklärbar. Das Schreien ist Ausdruck von Verzweiflung über ihre Situation (blitzartige klare Momente) oder manchmal zusätzlich auch von Blasenschmerzen. Das Zustechen mit dem Messer ist nicht Ausdruck einer Aggression gegenüber einer andern Person, sondern hat eher den Charakter eines verzweifelten „Wild um sich schlagen".
- *Bedürfnisse:* Bewegung, Spaziergänge, „Hausfrau-Arbeiten wie Wischen, Putzen usw.". Frei sein von körperlichen Schmerzen, genügend Essen und Trinken; Zusammensein mit dem Ehemann; Hören von

Musik, die für sie angenehm ist; Unterstützung in spirituellen Bedürfnissen (Gottesdienst); ruhige Umgebung, Ruhe, Geborgenheit...
- *Zielsetzung:* Die Gefahr für Personal und Mitbewohnerinnen zu eliminieren (Schutz der Anderen), hat hohe Priorität. Ebenso wichtig ist das Wohlbefinden der Patientin: Schreimomente reduzieren und Anstreben von häufigeren Momenten von Freude (Lächeln, Gesichtsausdruck); Vermitteln von mehr Geborgenheit; Verhindern weiterer Gewichtsabnahme; Trinkmenge erhöhen und Nachts schlafen.
- *Massnahmen:* Entsprechende aktivierungstherapeutische Einzeltherapien mit Musik; entsprechende basale Stimulationen wird geboten. Putzlappen, Wischer und ähnliches werden ihr zum Benutzen angeboten: Sie kann diese Gegenstände brauchen oder es sein lassen. Besuche des Ehemannes unterstützen; Gottesdienst-Besuche weiterhin ermöglichen. Essen an einem Zweiertisch in abgetrenntem Raum in einer Atmosphäre der Ruhe, manchmal mit Fingerfood oder Essen eingeben; immer wieder den günstigen Moment dafür herausfinden, unabhängig von den eigentlichen Essenszeiten; jederzeit Getränke anbieten. Jegliche Hektik möglichst vermeiden; wenn immer möglich Spaziergänge (mit freiwilliger Helferin). Zum Schlafen ein sedierendes Antidepressivum verabreichen; Behandlung der Harnwegsinfekte.

Nach einigen Wochen sah dann das Ergebnis der genannten Interventionen wie folgt aus:

Frau K. hat gelegentlich Schreianfälle, aber viel seltener; diese können nun alle Anwesenden (Personal und auch Mitpatienten) besser ertragen. Sie geht weiterhin tagsüber hin und her, lächelt wieder häufig, gibt – selten – eine adäquate Antwort; ihr Gesicht ist meistens entspannt und nur noch ganz selten wut- oder schmerzverzerrt. Ein Messer hat sie nie mehr ergriffen, manchmal allerdings ein flüssigkeitsgefülltes Glas, das sie gelegentlich auch wegwirft. Das Gewicht stabilisiert sich; je nach Lust und Laune nimmt sie das immer wieder angebotene Essen ein. Nachts schläft sie durch. Es scheint, dass sie sich nun die meiste Zeit wohlfühlt.

Auch die Spannung, unter der die Betreuenden standen, hat sich gemindert: Zwischen den Extremen „nichts tun" einerseits (verbunden mit der Gefährdung anderer Personen und dem „Leiden-lassen" der Patientin) und der Einweisung in die Psychiatrie oder Sedation mit

Medikamenten andererseits (verbunden mit einer Zunahme des Leidens der Patientin) wurde ein anderer, für alle akzeptabler, ja guter Weg gefunden: Die Gefahr der Bedrohung war gebannt und das Zusammenleben mit Frau K. seither erträglicher geworden.

## 3. Bedingungen und Schwierigkeiten interdisziplinärer Zusammenarbeit

Viele Dilemmasituationen treten bei fortgeschrittener Demenzkrankheit auf: Diese Patienten leben sehr oft im Heim oder benötigen – zu Hause – ein ganzes Betreuungsnetz. Am meisten Zeit mit ihnen verbringen – nebst möglicherweise den Angehörigen – Pflegende, Pflegehelferinnen, Praktikantinnen, Spitex-Angestellte, Haushalthilfen usw. Sie beobachten und erfahren vieles, was für die Betreuung, für das Erkennen der Ursachen eines bestimmten Verhaltens, der Bedürfnisse, des mutmasslichen Willens wesentlich ist. Ihre Haltung und ihre Art des Umgangs mit den Demenzkranken ist massgeblich daran beteiligt, welche Entscheidung im Dilemma überhaupt getroffen werden kann. Im oben geschilderten Fall war es nur dank einer veränderten Einstellung und dem neuen, verständnisvollen Umgang aller Beteiligten mit der Patientin möglich geworden, die für Personal und Mitbewohner unzumutbaren Konflikte zu vermeiden.

Ganz allgemein lassen sich schwierige und komplexe Probleme dauerhaft nur durch Zusammenarbeit aller Beteiligten lösen (vgl. Wiegand 2005). Diese Aussage gilt auch für die komplexen Probleme und die Spannungsfelder in der Betreuung demenzkranker Menschen. Dabei lassen sich folgende grundlegende Bemerkungen machen:

– Zusammenarbeit ist auf *Konsens* angewiesen: Das heisst, das beschlossene Vorgehen, die gemeinsam erarbeiteten Massnahmen und Lösungsvorschläge sollen von allen Mitgliedern als zweckmässig und gut angesehen werden. Denn solche im Konsens getroffene Vorgehensweisen führen viel eher zum Erfolg.
– Konsensfindung in einer Gruppe von Betreuenden muss erlernt und erarbeitet werden. Interdisziplinäre Patienten-Besprechungen bei Di-

lemmasituationen sollten nach einer *klaren Struktur* erfolgen und *regelgeleitet* sein. Anfangs kann dieser Weg der Konsensfindung sehr schwierig sein: Es braucht von allen den Willen zur Konsensfindung und das geht nur, wenn Motivation und Engagement für die Betreuungsarbeit vorhanden sind sowie die Bereitschaft, mit anderen zusammenzuarbeiten (Lay 2004). Dafür müssen sich alle Beteiligten immer wieder bewusst werden, dass das Erreichen des Ziels, nämlich die bestmögliche Lebensqualität aus Sicht des Patienten, ein Prozess ist Ferner ist wichtig, die Angehörigen und Mitpatienten zu berücksichtigen sowie allen Beteiligten zu verstehen zu geben, dass ihre Arbeit wertvoll und entscheidend ist und jeder Einzelne Einfluss und Verantwortung hat.

- Zusammenarbeit heisst *Informationsaustausch:* Alle informieren einander über ihr Wissen, über ihre Beobachtungen; jeder kann Wichtiges beitragen, jede Information ist wertvoll und hilfreich. Die eigene Fachkompetenz ist dabei einzubringen, jedoch nicht einfach als Beharren auf der eigenen fachlichen Erfahrung („Ich weiss doch allein, was richtig ist"), sondern mit sachlicher Information.
- Die *Werthaltungen* müssen erkannt und diskutiert werden: Fürsorge für den Patienten; Schutz und Rechte von Mitbewohnerinnen; Lebensqualität der verschiedenen, auch der an der Pflege beteiligten Menschen.
- Die weiteren *Interessen* der Teilnehmenden kommen zur Sprache. Beispielsweise: „Ich habe noch andere Pflichten in meiner Arbeit, die ich gut machen will und die nicht behindert werden dürfen", „Ich möchte, dass sich meine mir unterstellten Mitarbeiterinnen wohl fühlen und ihre Arbeit gerne und angstfrei verrichten können, dass mein Team nicht unzumutbar belastet wird."
- Die bestehenden hierarchischen Strukturen dürfen nicht zu Machtmissbrauch, resp. Rückzug aus der Verantwortung führen. Beispielsweise: „Ich als Ärztin habe schliesslich hier zu entscheiden", „Ich als Abteilungsleiterin entscheide, wenn es für meine Mitarbeitenden nicht mehr zumutbar ist."
- Sinnvoll ist es, für solche Konsensfindungsprozesse eine für diese Aufgabe besonders geschulte Person als Gesprächsleiterin einzusetzen, die aus den eigenen Reihen kommen kann (z. B. Seelsorgerin, Psychologin, geschulte Pflegefachperson). Je nach Situation ist aber eine Supervision und externe Gesprächsleitung sinnvoller.

## 4. Auswirkungen interdisziplinärer Zusammenarbeit

Sind wir uns all dieser Aspekte bewusst, schaffen wir die notwendigen Voraussetzungen, um zu einer „reifen" Zusammenarbeit zu gelangen. Gewiss können nicht alle Dilemmasituationen so erfolgreich gelöst werden wie im Beispiel von „Frau K.". Und auch bei Frau K. kann es erneut zu Spannungen kommen. Nicht immer ist es möglich, eine interdisziplinäre problembezogene Patientenbesprechung durchzuführen. Werden solche Besprechungen zumindest bei besonders problematischen Situationen durchgeführt, so entwickelt sich dadurch eine Kultur der interdisziplinären Zusammenarbeit, eine Haltung der Wertschätzung und des Zuhörens, ein gegenseitiger Austausch mit dem Ziel einer ethischen Reflexion und einer gemeinsamen Entscheid- und Lösungssuche. Unsere Erfahrung zeigt, dass die strukturierte, interdisziplinäre Besprechung besonders schwieriger Dilemmasituationen nicht nur Auswirkungen auf die betreffende Situation und ihr Umfeld hat, sondern darüber hinaus auch auf das Vorgehen und die Entscheide ganz allgemein in der täglichen Arbeit. Folgende Punkte sind dabei zentral:

– Durch die interdisziplinären Besprechungen entsteht ein Informations- und Wissenszuwachs für jeden der beteiligten Personen, insbesondere ein besseres Verständnis für das Krankheitsbild der Demenz und für Verhaltensauffälligkeiten demenzkranker Menschen.
– Ein besseres Verständnis führt zur Veränderung der Haltung der Betreuenden: Sie lernen, mit Demenzkranken professioneller umzugehen; sie profitieren auch von der Erfahrung und dem Beispiel der Andern und sie sind auch eher in der Lage, kreative Ideen und Lösungsansätze zu entwickeln. Auch wird dadurch die Prävention von Verhaltensstörungen gefördert.
– Die Berücksichtigung mehrerer unterschiedlicher Sichtweisen fördert bei allen eine umfassende und mehrdimensionale Betrachtungsweise, welche bei der Betreuung demenzkranker Menschen unabdingbar ist.
– Die Thematisierung ethischer Dilemmasituationen und die Werte-Diskussion führt zur Sensibilisierung aller Betreuenden für ethische Fragen, regt jeden zur ethischen Reflexion und Auseinandersetzung

an und befähigt zur Entscheidungsfindung in weiteren ethischen Dilemmasituationen.
- Die Erarbeitung eines Konsens und die auf ein gemeinsam formuliertes Ziel hin gerichteten Massnahmen werden als zweckmässiger und erfolgreicher erlebt: Damit wachsen Motivation und Freude der Betreuenden an ihrer Arbeit.
- Indem in schwierigen ethischen Fragen Entscheidungen gemeinsam getroffen werden, wird die Verantwortung geteilt (nicht abgegeben!), was als sehr entlastend empfunden wird. „Unlösbare" Situationen werden gemeinsam besser ausgehalten, Resignation wird vermieden, es entsteht „Hoffnung in der Hoffnungslosigkeit".

Interdisziplinäre Zusammenarbeit ist also wie ein Puzzle: Es braucht jeden einzelnen Teil. Doch erst wenn wir alle Teile richtig zusammensetzen, haben wir das ganze Bild. Dieses „Zusammensetzen" ist anstrengend und muss immer wieder geübt werden: Ein Prozess, der nie zu Ende ist. Er ermöglicht es aber, den zahlreichen Herausforderungen, welche die Betreuung dementer Menschen stellt, auf angemessene Weise zu begegnen, so dass den Ansprüchen, dem Schutz und der Autonomie Demenzkranker, ihren Angehörigen und Mitpatienten und auch dem Personal Rechnung getragen werden kann.

## *Literatur*

Damasio A.R. (2000): Ich fühle, also bin ich. Die Entschlüsselung des Bewusstseins, List: München.
Held C., Ermini-Fünfschilling D. (2004): Das demenzgerechte Heim, Karger: Basel.
Kitwood T. (2000): Demenz. Der personenzentrierte Ansatz im Umgang mit verwirrten Menschen, Huber: Bern.
Lay R. (2004): Ethik in der Pflege, Schlütersche Verlagsgesellschaft: Hannover.
Wiegand J. (2005): Handbuch Planungserfolg. Methoden, Zusammenarbeit und Management als integraler Prozess, vdf Hochschulverlag: Zürich.

# Partizipative Erforschung der Lebensqualität bei Demenz: Der Runde Tisch Science et Cité zum Thema Demenz

Caroline Moor, Rosmarie Waldner, Hans Rudolf Schelling

*Der Runde Tisch Science et Cité zum Thema Demenz besteht seit Dezember 2005 und hat zur Aufgabe, ein Forschungsprojekt über die häusliche Pflege von Demenzkranken zu entwerfen und zu begleiten. Beteiligt sind neben Forschenden im Bereich Alterswissenschaften Vertreterinnen aus der institutionellen Betreuung sowie Angehörige von Demenzkranken. Im Beitrag wird erläutert, wie die Zusammenarbeit zwischen diesen unterschiedlichen Gruppen funktioniert hat und welche Vorteile und Grenzen partizipative Verfahren in der Demenzforschung haben können. Das Projekt zeigt, dass die aktive Beteiligung von Nicht-Forschenden grundsätzlich in allen Stadien eines Forschungsprojekts möglich und bereichernd ist. Insbesondere wird dadurch die Akzeptanz und Praxisrelevanz des Forschungsprojekts erhöht.*

## 1. Wissenschaft und Gesellschaft im Dialog

In diesem Kapitel wird ein innovatives Forschungsprojekt aus dem Bereich häuslicher Demenzpflege vorgestellt: der Runde Tisch Science et Cité zum Thema Demenz. Dieser Tisch gehört zu den eigenen Projekten der Stiftung Science et Cité. Die Stiftung fördert mit ihrer Tätigkeit den partnerschaftlichen Dialog zwischen Wissenschaft und Gesellschaft. Am Runden Tisch Science et Cité beteiligen sich Fachleute aus Universitäten, Hochschulen und andern wissenschaftsorientierten Institutionen sowie Vertreterinnen und Vertreter der Bevölkerung (siehe Kasten 1).

Kasten 1
*Was sind die Stiftung Science et Cité und der Runde Tisch?*

Die Stiftung Science et Cité mit Sitz in Bern und Zweigstellen in Lausanne und Lugano wurde 1998 gegründet. Sie ist gemeinnützig und wird vom Bund unterstützt. Sie versteht Dialog im Sinne einer konstruktiven Auseinandersetzung und setzt sich ein für ein verbessertes Verständnis und die Verständigung zwischen Wissenschaft und Gesellschaft. Nebst dem Runden Tisch unterhält sie eigene Projekte, z. B. das alle vier Jahre in der ganzen Schweiz stattfindende Festival Science et Cité. Auch führt sie Kampagnen mit Diskussionsveranstaltungen durch, beispielsweise zum Thema Stammzellen. Daneben beteiligt sie sich an Wissenschaftscafés in verschiedenen Schweizer Städten. Sie unterstützt auch Projekte Dritter, wenn diese dem Stiftungszweck dienen.

Der Runde Tisch Science et Cité hat zum Ziel, die Kommunikation zwischen Wissenschafterinnen und Wissenschaftern sowie Laien einzuüben. Es geht darum, sich über Sinn und Zweck der Forschung und die Bedürfnisse der Bevölkerung und ihre Forderungen an die Wissenschaft zu verständigen. Dabei werden Informationen und Meinungen ausgetauscht sowie Hoffnungen und Ängste geäussert. Es handelt sich jeweils um ein langfristiges Projekt: Die Teilnehmenden treffen sich über zwei bis drei Jahre alle paar Wochen. Die Diskussionen widmen sich einem konkreten Forschungsthema und werden von einer Person mit professioneller Erfahrung in Verhandlungsführung geleitet.

Das Pilotprojekt des Runden Tisches Science et Cité stand im Zeichen der Wasserforschung und wurde mit der zur ETH gehörenden Eidgenössischen Forschungsanstalt für Wasser, Abwasser und Gewässer (EAWAG) durchgeführt. Danach folgte ein Projekt mit der Hochschule Rapperswil SG und der Gemeinde Thalwil ZH zum Thema nachhaltige Entwicklung in der Gemeinde: Die Beteiligten von der Hochschule und aus der Gemeinde wählten als Diskussionsbeispiel die Neugestaltung des gemeindeeigenen Zürichseeufers.

Als medizinisches Thema griff der Runde Tisch Stammzellen auf. Er fand in Basel statt mit Angehörigen von Universität und Universitätsspital Basel sowie aus der Basler Bevölkerung. Partner war der Schweizerische Nationalfonds im Rahmen des Nationalen Forschungsprogramms 46 „Implantate, Transplantate".

Der „Runde Tisch zum Thema Demenz" ist der vierte dieser Art und verfolgt das Ziel, Erkenntnisse zur Lebensqualität von Angehörigen und Demenzkranken, die zu Hause begleitet und gepflegt werden, zu gewinnen und diese der Praxis und der Öffentlichkeit in nutzbarer Form zur Verfügung zu stellen. Er vereinigt Fachleute aus der Zürcher Altersforschung, Angehörige professioneller Pflege- und Beratungsdienste sowie Angehörige von Demenzkranken. Entstanden ist er auf Anregung des Zentrums für Gerontologie der Universität Zürich und der Schweizerischen Alzheimervereinigung Zürich, basierend auf einem Projektvorschlag in der Forschungsagenda des Alzheimer Forums Schweiz (Grob et al., 2003). Er verkörpert die hinter dem Konzept des „Runden Tischs" stehende Idee besonders gut, haben doch die Beteiligten die Studie (siehe Kasten 2 auf S. 170) in einem ausführlichen Dialog gemeinsam entworfen. Die Ergebnisse der Studie, die vom Zentrum für Gerontologie durchgeführt wurde, werden gemeinsam analysiert, interpretiert und zu Empfehlungen an die Öffentlichkeit verarbeitet.

Das Projekt konnte dank der grosszügigen finanziellen Unterstützung durch die G. + B. Schwyzer-Stiftung, Beiträgen und Eigenleistungen der Trägerschaften Stiftung Science et Cité, der Alzheimervereinigung Zürich, des Zentrums für Gerontologie der Universität Zürich sowie dem unbezahlten Mitwirken der Mitglieder des Runden Tischs realisiert werden.

## 2. Pflege und Begleitung demenzkranker Menschen durch Angehörige

Die Forderung nach detaillierten Informationen über die Situation von Familien mit einem demenzkranken Mitglied figuriert in gerontologischen Forschungsagenden an prominenter Stelle. Obwohl in der Schweiz gemäss Schätzungen rund zwei Drittel aller Menschen mit einer Demenz zuhause von Angehörigen gepflegt werden und dies somit die häufigste Betreuungsform darstellt, existiert hierzu – im Gegensatz zur stationären Betreuung, die inzwischen gut erforscht ist – nur wenig gesichertes Wissen. Ein demenzkrankes Familienmitglied zuhause zu begleiten, stellt enorme Ansprüche an Angehörige. Häufig wird die

Fürsorge als selbstverständlich betrachtet und manchmal als Bereicherung empfunden (Langner, 1995). Gleichwohl werden viele oftmals weit über die Grenzen ihrer Belastbarkeit gefordert. Aus internationalen Studien ist bekannt, dass Angehörige, die einen Menschen mit Demenz pflegen, gegenüber der gleichaltrigen Normalbevölkerung (gemäss einigen Studien sogar gegenüber Pflegenden von nicht demenziell Erkrankten), einem erhöhten Risiko für körperliche Beschwerden, Erschöpfungszustände und Depressionen ausgesetzt sind (Grässel, 1998; Wright, 1994).

So lange wie irgendwie möglich zuhause bleiben zu können, ist vielen Demenzkranken und ihrer Familien ein grosses Anliegen. Ein Heimeintritt wird meist erst dann in Erwägung gezogen, wenn Angehörige am Ende ihrer Kräfte angelangt sind oder gar einen Zusammenbruch erlitten haben, oder wenn das demenzbetroffene Familienmitglied anhaltend schwierige Verhaltensweisen wie beispielsweise Aggression zeigt. Eine möglichst lange Pflegephase in den eigenen vier Wänden liegt auch im Interesse der Gesellschaft bzw. des Gesundheitswesens, da ohne die weitgehend unvergütete Unterstützung pflegebedürftiger Menschen durch Angehörige, Freunde und Freiwillige jährlich Pflegekosten in Milliardenhöhe anfallen würden (Zumbrunn & Meyer, 2007). Obschon die Begleitung und Pflege Demenzkranker nach wie vor als primär familiäre Aufgabe betrachtet wird, hat sich heute – zumindest in Fachkreisen – der Konsens durchgesetzt, dass pflegende Angehörige ein Recht auf Unterstützung haben, sowohl in praktischer Hinsicht als auch finanziell. Jede Forschung zur häuslichen Demenzbetreuung sollte deshalb auch immer dem Zweck dienen, die Bedürfnisse Betroffener besser zu verstehen, um geeignete Wege zur Verbesserung der Qualität, Stabilität und Kontinuität in der Pflege daheim zu finden.

## 3. Zusammenarbeit am Runden Tisch: Befürchtungen und Hoffnungen

Eine Zusammenarbeit von Forschungslaien und Forschenden erfordert viel Offenheit, Toleranz und Lernbereitschaft. Beim Projekt Runder Tisch zum Thema Demenz ist dies umso mehr der Fall, als die Ausgangslage – sowohl was die Art der Zusammenarbeit als auch den Projektinhalt selbst betraf – abgesehen von wenigen Eckpfeilern noch viel Gestaltungsspielraum bot. Definiert waren beim Projektstart lediglich ein grober Zeitplan, das Budget und die Aufgabenstellung, eine Befragungsstudie zur häuslichen Demenzbetreuung zu begleiten und zu interpretieren. Die genauere Festlegung von Zielen, Inhalt und Vorgehensweise war explizit Aufgabe des Runden Tischs.

Die drei Parteien am Runden Tisch – Angehörige von Demenzkranken, Fachleute aus der Praxis und Forschende – verfolgten grundsätzlich keine gegenläufigen Interessen (die es etwa zu versöhnen gegolten hätte), sondern zogen – wenn auch aus unterschiedlicher Perspektive – „am gleichen Strang". Gleichwohl dürften sie mit unterschiedlichen Hoffnungen und Bedenken zur Runde gestossen sein. Die Forschenden konnten sich vom Austausch sowohl eine nähere Verankerung ihrer Forschung in der Realität als auch neue Impulse für theoretische Überlegungen erhoffen, hatten aber möglicherweise aufgrund des antizipierten Kontrollverlustes über forschungsmethodische Entscheidungen Bedenken. Aus Sicht der betroffenen Angehörigen und der Fachpersonen aus der Praxis bot sich die Gelegenheit, Forschung aktiv mit zu gestalten und kritisch zu hinterfragen, sowie ihr Praxiswissen zu reflektieren und zu erweitern. Einige der Forschungslaien, also Angehörige und Fachpersonen aus der Praxis, dürften Bedenken gehegt haben, sich in der Runde neben den als ‚wortgewaltiger' wahrgenommenen Forschenden einbringen zu können. So bemerkte eine Angehörige im Nachhinein, dass sie, wenn sie gewusst hätte, „wer da alles dabei sein würde", den Mut zur Teilnahme wohl nicht aufgebracht hätte.

Forschende und Forschungslaien dürften auch unterschiedliche Meinungen bezüglich des Erfolgs eines Forschungsprojekts vertreten. Während für Forschende häufig neben dem inhaltlichen Interesse auch Kriterien wie Wissenschaftlichkeit, Publizierbarkeit und Qualifikationsmöglichkeiten mit eine Rolle spielen, steht aus Sicht der Betroffenen der Nutzen der Forschung für Mitbetroffene klar im Vordergrund. Dies bedeutet nicht zuletzt, dass die Forschungsergebnisse in für Laien verständlicher Form publiziert werden müssen.

## 4. Der Runde Tisch zum Thema Demenz: Teilnehmende und Struktur

Die Teilnehmenden am Runden Tisch waren neben der professionellen Moderatorin, einer Vertreterin der Alzheimervereinigung und einer Vertreterin der Stiftung Science et Cité, in ausgewogenem Verhältnis acht Forschende, acht Fachpersonen aus der Praxis und acht Angehörige. Unter den Angehörigen befanden sich vier Ehepartner, zwei Ehepartnerinnen, eine (erwachsene) Tochter und ein Schwiegersohn. Drei Angehörige betreuten während der Teilnahme am Runden Tisch ihren Partner oder ihre Partnerin zuhause, zwei waren bereits verwitwet und in drei Fällen lebte die Person mit Demenz inzwischen in einem Pflegeheim. Die Fachfrauen aus der Pflege- und Beratungspraxis waren Vertreterinnen aus Spitex, Pro Senectute, einer spezialisierten Demenz-Tagesstätte, der stationären Demenzpflege und der Demenzabklärung sowie eine freischaffende Gerontologin. Die Gruppe der Wissenschaftler schliesslich waren Forschende aus den Bereichen Soziologie, Soziale Arbeit, Gerontologie, Sozial- und Gesundheitspsychologie, Psychiatrie und Psychopathologie.

Die Teilnahme wurde nicht vergütet und bedeutete für jedes Mitglied einen Zeitaufwand von insgesamt fast 100 Stunden. Dabei nicht eingerechnet sind individuelle Vorbereitungszeiten sowie zusätzliche Leistungen von diversen Mitgliedern, wie etwa die Mitarbeit bei Vorbereitungssitzungen, die Mithilfe bei der Gewinnung von Studienteilnehmenden, oder Vorbereitungen für Kurzreferate am Runden Tisch. Fachpersonen aus der Praxis, die über ihre berufliche Tätigkeit zum Runden Tisch gestossen waren, trafen individuelle Absprachen mit ihren jeweiligen Arbeitgebern. Der Aufwand von Mitarbeitenden des Zentrums für Gerontologie für Projektorganisation und wissenschaftliche Leitung wurde von der G. + B. Schwyzer Stiftung und der Alzheimervereinigung Zürich getragen. Die Stiftung Science et Cité übernahm die Kosten für die Moderation des Runden Tischs.

Der Runde Tisch startete im Dezember 2005 mit einem ganztägigen Kick-off-Seminar. In den folgenden dreieinhalb Jahren fanden über ein Dutzend abendliche Treffen à vier Stunden statt. Jede Sitzung wurde bezüglich Inhalt und Ablauf von einer Vorbereitungsgruppe festgelegt, zu der neben Trägerschaft und Projektleitung in wechselnder Besetzung zwei bis drei weitere Personen aus der Gruppe der Angehörigen, Fachpersonen oder Forschenden stiessen. Als Grobstruktur für den Ablauf einzelner Treffen bewährte sich folgendes Vorgehen: Nach einer Einleitungsphase mit Mitteilungen, Diskussionen und/oder Kurzreferaten im Plenum arbeiteten die Teilnehmenden in der Regel in gemischten Gruppen von fünf bis acht Forschenden, Praxisfachleuten und Angehörigen, um sich dann wieder im Plenum über die Gruppenergebnisse auszutauschen.

Die gemeinsame Aufgabe bestand darin, eine eigenständige wissenschaftliche Studie zunächst zu entwerfen und zu begleiten sowie anschliessend deren Ergebnisse zu interpretieren und aufzubereiten. Abbildung 1 gibt einen Überblick über die vier Phasen des Projekts. Anhand der Verteilung von Treffen (Punkte) über die Projektlaufzeit ist ersichtlich, dass in Phase 1 (Studie entwerfen und pilotieren) häufiger Sitzungen stattfanden. In dieser Phase arbeiteten Mitglieder des Runden Tischs intensiv an der Vorbereitung einer Befragungsstudie. In Phase 2 führten Mitarbeitende des Zentrums für Gerontologie Interviews mit betreuenden Angehörigen und deren demenzkranken Familienmitgliedern im Kanton Zürich und werteten anschliessend die Daten aus. Während dieser Zeit fanden lediglich zwei Treffen statt, hauptsächlich um die Mitglieder über die laufende Datenerhebung zu informieren und Probleme bei der Erhebung zu diskutieren (gestrichelte Pfeile). In Phase 3 wurden – wiederum in intensiver Zusammenarbeit – Studienergebnisse gesichtet, diskutiert und interpretiert. In Phase 4 formulierten Mitglieder des Runden Tischs Empfehlungen zuhanden diverser ‚Akteure' – also für die breitere Öffentlichkeit, Versorger wie Spitex oder Ärzteschaft, Politik und direkt Betroffene. Diese Empfehlungen basierten auf den Studienergebnissen und der am Runden Tisch geführten Diskussionen.

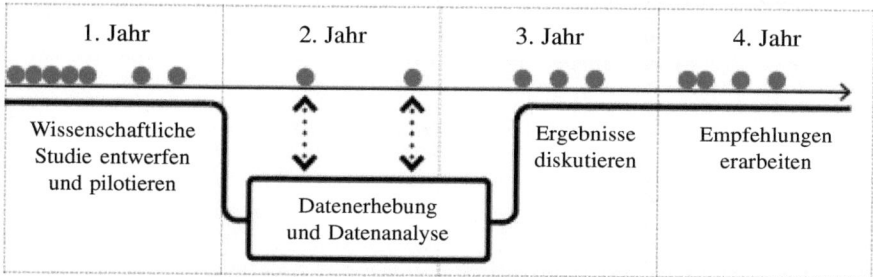

*Abbildung 1:* Projektphasen des Runden Tischs Science et Cité zum Thema Demenz. Die Punkte symbolisieren Treffen im Rahmen des Runden Tischs.

Kasten 2
*Eckdaten der vom Runden Tisch konzipierten und begleiteten Studie*

*Welches sind die thematischen Schwerpunkte?* Lebensqualität von Angehörigen und Demenzkranken, Pflegearrangements (soziale Unterstützung), Belastungen, Nutzung von Entlastungsangeboten.

*Wie wurden Studienteilnehmer/-innen gesucht?* Ein kurzer Fragebogen mit einem Begleitbrief für Angehörige wurde im Kanton Zürich u. a. via Alzheimervereinigung, Pro Senectute, Spitexverband, Angehörigengruppen, Tageskliniken und Ärztenetzwerke gestreut. Rund 250 Angehörige füllten den Fragebogen aus. Davon erfüllten 177 die Bedingungen zur Studienteilnahme. 67 Angehörige erklärten sich bereit, an der Studie teilzunehmen.

*Wer hat an der Studie teilgenommen?* 67 Dyaden, bestehend aus jeweils dem oder der hauptverantwortlichen Angehörigen (Partner, Partnerin, Tochter oder Sohn) sowie nach Möglichkeit deren demenzkrankes Familienmitglied.

*Wie wurden Informationen erhoben?* An zwei Terminen à 2–3 Stunden fanden strukturierte Interviews statt, hauptsächlich mit dem oder der Angehörigen. Das Interview mit Demenzkranken dauerte etwa 30 Minuten. Zusätzlich füllten Angehörige diverse Fragebögen aus und führten während einer Woche ein Beobachtungstagebuch, um das Befinden ihres demenzkranken Familienmitglieds bei verschiedenen Tätigkeiten zu erfassen.

*Wo können nähere Informationen zur Studie bezogen werden?* Beim Zentrum für Gerontologie der Universität Zürich (www.zfg.uzh.ch). Separate Publikationen zu den Studienergebnissen und zu den am Runden Tisch erarbeiteten Empfehlungen können ebenfalls über das Zentrum für Gerontologie bezogen werden.

# 5. Gemeinsam arbeiten am Runden Tisch: Vorteile und Grenzen

Wie muss man sich das gemeinsame Forschen von Forschungslaien und Forschenden vorstellen? Was lässt sich gut gemeinsam machen, was eher nicht? Wann war der Dialog besonders fruchtbar? Am Runden Tisch ist über die Jahre viel diskutiert worden. Dies kann an dieser Stelle nicht im Detail beschrieben und analysiert werden. Anhand von punktuellen Beispielen aus verschiedenen Projektphasen möchten wir aber versuchen, den besonderen Einfluss sowie Vorteile und Grenzen der aktiven Teilnahme von Forschungslaien für den wissenschaftlichen Prozess darzustellen. (Bei der Fertigstellung dieses Buchkapitels ist der Runde Tisch zum Thema Demenz in der Schlussphase und erarbeitet gemeinsam Empfehlungen. Deshalb wird aus dieser Projektphase kein Beispiel aufgeführt.)

## 5.1 Finden der Fragestellung(en): Offenes ‚Brainstorming' und Schwerpunkte setzen

In der ersten Projektphase musste eine Reihe von Entscheidungen getroffen werden. Die erste war: Was sollen Ziele und Zweck der Studie sein: *was* wollen wir wissen und *wozu*? Und *wie* wollen wir das herausfinden? Dazu wurden zunächst alle Mitglieder am Runden Tisch aufgefordert, ihre diesbezüglichen Anregungen, Wünsche und Ideen auf Karten stichwortartig festzuhalten. So kam eine Fülle von rund 150 ‚Themenzetteln' zusammen, die von praxisnahen Problemen (z.B. „Kochen" oder „Ausgeliefert sein") über inhaltlich-konzeptuelle Überlegungen (z.B. „Was ist Lebensqualität bei Demenzkranken" oder „Autonomie vs. Selbstbestimmung") und forschungsmethodische Überlegungen (z.B. „Adäquates Forschungsdesign für die Vielfalt häuslicher Pflegesituationen") bis hin zu Forderungen an die Gesellschaft (z.B. „Anerkennung der Arbeit der Angehörigen") reichten (siehe Abbildung 2 für weitere Beispiele).

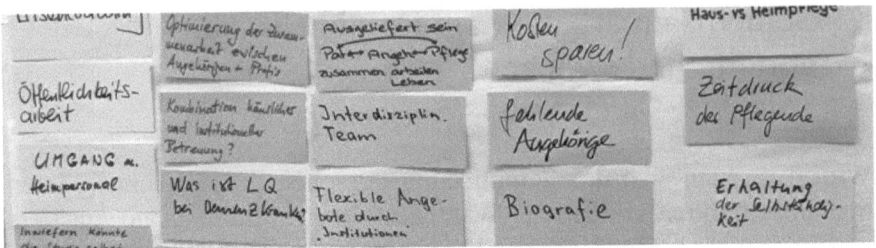

*Abbildung 2:* Ausschnitt aus den rund 150 zu Projektbeginn gesammelten Anregungen, Ideen, und Wünschen der Mitglieder des Runden Tisches Science et Cité zum Thema Demenz.

Diese Themenzettel wurden von der wissenschaftlichen Studienleitung sortiert und aufbereitet und am folgenden Treffen als Arbeitspapier für Gruppenarbeiten genutzt; diesmal, um eine Auswahl von Themen bezüglich Ziel und Inhalt der Studie zu treffen. Die drei Gruppen kamen zu ähnlichen Schlüssen, was das Hauptziel der Studie sein sollte, nämlich die Bedingungen für die Lebensqualität von Betroffenen zu beschreiben. Hingegen lieferten die Gruppen wiederum eine Sammlung an teils recht unterschiedlichen und neuen Anregungen zu Fragen, welche genauer untersucht werden könnten. In der Folge nahm die wissenschaftliche Projektleitung eine weitere Konkretisierung bezüglich möglicher zu untersuchender Inhalte vor und legte diese dem Runden Tisch als begründeten Vorschlag vor. Eine Eingrenzung der Thematik war angesichts der Bandbreite an Anliegen nicht einfach. Bei der Auswahl wurden nebst häufig genannten Themen auch forschungspraktische Erfahrungswerte wie etwa Machbarkeit und Aufwand berücksichtigt. Vieles wäre zwar interessant gewesen, aber innerhalb des zeitlichen und finanziellen Rahmens nicht zu bewältigen.

An diesem Beispiel wird deutlich, dass in dieser Phase das Potenzial des Runden Tischs dann optimal genutzt werden konnte, wenn es darum ging, eine möglichst breite Palette von Perspektiven und Ideen zu gewinnen. Hingegen stiess der Runde Tisch an Grenzen, als der Punkt erreicht war, wo aus einem Ideenpool eine konkrete und wissenschaftlich umsetzbare Auswahl an Thematiken getroffen werden muss: Hier übernahmen die Forschenden kurzzeitig die Federführung.

*5.2 Konzeptuelle Überlegungen und Auswahl von Instrumenten*

Über mehrere Treffen wurde das Thema Lebensqualität bearbeitet. Zuerst wurde in Gruppendiskussionen der Frage nachgegangen, was die Lebensqualität von Betroffenen ausmacht und welche Faktoren Lebensqualität fördern oder hemmen. Anschliessend informierte die Projektleitung über gängige Erhebungsverfahren (Fragebögen), die in der Forschung zur Erfassung von Lebensqualität eingesetzt werden. Es zeigte sich, dass der Runde Tisch diverse Aspekte der Lebensqualität als wichtig erachtete, die durch die vorhandenen Instrumente nur ungenügend abgedeckt wurden: etwa das Thema Selbstbestimmung vs. Fremdbestimmung. Die Überlegungen zur Lebensqualität bildeten deshalb zu einem späteren Zeitpunkt die Basis für die definitive Auswahl an Instrumenten oder, wo diese fehlten, für die Ausarbeitung neuer Fragebögen.

*5.3 Entwicklung eines neuen Instruments: Beobachtungstagebuch für Angehörige*

Punkto Lebensqualität von Demenzkranken äusserte der Runde Tisch Zweifel, ob gewisse Fragen in den Fragebögen für Menschen mit Demenz zumutbar wären, weil diese sie möglicherweise kränken könnten oder schlicht nicht verstanden würden. Ausserdem würde die Sichtweise von nicht befragbaren Menschen mit schwerer Demenz mit den vorhandenen Instrumenten zuwenig berücksichtigt. Deshalb diskutierte die Runde alternative Möglichkeiten, um das Befinden von Demenzkranken möglichst objektiv zu erfassen. Daraus resultierte die Entwicklung eines Beobachtungs-Tagebuchs, womit pflegende Angehörige das Befinden ihres demenzkranken Familienmitglieds über längere Zeit und bei verschiedenen Tätigkeiten einschätzen konnten. Die Gruppe der Betroffenen und Fachpersonen konnte bei der Entwicklung des Instrumentes aufgrund ihrer Erfahrung entscheidend dazu beitragen, dass es für Pflegende einfach auszufüllen war und möglichst wenig Zeit im ohnehin ausgefüllten Betreuungsalltag beanspruchte.

Wie die letzten beiden Beispiele zeigen, hatte der Runde Tisch also mit einem umfangreichen eigenen Fragenkatalog und einem eigens entwickelten Beobachtungs-Tagebuch sowohl zum inhaltlichen als auch zum methodischen Diskurs bezüglich der Lebensqualität bei Demenz neue Schwerpunkte gesetzt.

*5.4 Umsetzung der Erkenntnisse in ein Studiendesign*

Nachdem noch andere wichtige Punkte wie etwa Ein- und Ausschlusskriterien für Studienteilnehmende oder ethische Überlegungen zum Schutz und zur Befragung von Demenzkranken diskutiert und bearbeitet worden waren, musste ein konkretes Studiendesign entworfen werden. Diese Aufgabe übernahm wieder die wissenschaftliche Studienleitung. Die bislang am Runden Tisch gewonnene Erkenntnis diente dabei als Grundlage für die Wahl von passenden Instrumenten aus der Forschungsliteratur oder die Konzipierung eigener Fragen sowie für die Festlegung der Vorgehensweise für die geplante Befragungsstudie. Dieser Prozess setzte profunde forschungsmethodische Kenntnisse voraus und fand weitgehend ohne Forschungslaien statt.

Die wichtigsten ausgewählten Instrumente wurden dann im Plenum präsentiert und diskutiert. Während der Präsentation der vielen Instrumente ‚verdüsterte' sich die Stimmung in der Runde. Betroffene und Fachpersonen aus der Praxis äusserten Bedenken bezüglich der Wirkung von bestimmten Fragen auf Studienteilnehmende und fanden generell, es sei sehr viel Material vorhanden und der Fragekatalog sollte gekürzt werden. Im Nachgespräch mit Mitgliedern der Vorbereitungsgruppe wurde klar, dass die Teilnehmenden wohl nach einer Phase von offenen und inspirierenden Diskussionen nun allzu abrupt ‚vor vollendete Tatsachen' mit wenig Mitsprachemöglichkeiten gestellt worden waren. Andererseits hätte es den Rahmen des Runden Tisches gesprengt, das gesamte vorgeschlagene Untersuchungsmaterial im Detail zu diskutieren. Eine pragmatische Lösung half schliesslich aus der ‚Krise' heraus: Zwei Angehörige am Runden Tisch stellten sich für Pilottests zur Verfügung, so dass die Befragungsinstrumente ‚eins zu eins' getestet und an geeigneten Stellen gekürzt und angepasst werden konnten. Nachdem sich die Testpersonen anschliessend in der Runde positiv zum geplanten Vorgehen geäussert hatten, schien das Vertrauen gestärkt, dass die Studie so durchführbar sei.

*5.5 Erwartungen an die Ergebnisse formulieren: Hypothesen aufstellen*

Ein weiteres Beispiel, wie die Ressourcen am Runden Tisch sehr fruchtbar genutzt werden konnten, war die während der Datenerhebungsphase gemeinsame Generierung von Hypothesen bezüglich der erwarteten Studienresultate (zum Beispiel: Im Frühstadium der Demenz ist die Lebensqualität der Betroffenen sehr beeinträchtigt). Dies war in zweifacher Hinsicht sehr hilfreich. Erstens boten die Hypothesen einen ersten Wegweiser für die Datenanalyse, zweitens schafften sie für die Mitglieder am Runden Tisch die Möglichkeit, eigenes Praxiswissen anhand der Daten zu überprüfen, zu hinterfragen oder zu verwerfen. Aufgrund der späteren Datenanalyse konnte die Mehrheit der Hypothesen nicht klar angenommen werden. Dies unterstreicht die Tatsache, dass mit dem Projekt Runder Tisch nicht einfach bereits vorhandenes Praxiswissen anhand wissenschaftlicher Daten bestätigt wurde, sondern dass in der Tat neue und überraschende Erkenntnisse gewonnen werden konnten.

# 6. Was bringt der Runde Tisch zum Thema Demenz? Ein vorläufiges Fazit

Der Runde Tisch Science et Cité zum Thema Demenz wurde ins Leben gerufen, weil man sich vom Dialog zwischen Betroffenen und Forschenden einen Mehr-Wert versprach, in der Überzeugung, dass dieses Vorgehen zu aufschlussreicheren Erkenntnissen und mehr Nachhaltigkeit in der Praxis führen würde. Verglichen mit einem konventionellen Forschungsprojekt von ähnlicher Grösse war dieses Unterfangen mit mehr Aufwand verbunden – personell, finanziell und zeitlich. Mehr Zeit wurde nicht nur gebraucht, weil mehr Personen als sonst üblich zusammenarbeiteten, sondern auch für die Etablierung einer gemeinsamen Kommunikation und die Vermittlung von wissenschaftlichen Basiskenntnissen, die die Forschungslaien benötigten, um Forschungsresultate gut verstehen und interpretieren zu können. Dieser vergleichsweise höhere Aufwand verliert jedoch an Bedeutung, wenn man sich die Gewinne des gemeinsamen Forschens verdeutlicht:

1) *Persönlicher Gewinn:* Jede Teilnehmerin und jeder Teilnehmer am Runden Tisch erlebte das Projekt aus ihrer bzw. seiner subjektiven Perspektive heraus unterschiedlich und konnte deshalb auch ganz individuell davon profitieren. Für die einen bestand der Gewinn vielleicht im Austausch von Wissen, für andere war der Gruppenprozess spannend und bereichernd. Sicher ist, dass das Projekt für alle Beteiligten eine ganz neue und herausfordernde Erfahrung bedeutete. Dafür spricht auch, dass die Gruppenzusammensetzung am Runden Tisch bis auf zwei Beteiligte, die aus beruflichen bzw. gesundheitlichen Gründen aus der Runde ausgeschieden waren, über einen Zeitraum von über drei Jahren konstant blieb.
2) *(Lern-)Gewinn für die Wissenschaft:* Die Auswirkungen der Beteiligung Betroffener am Forschungsprozess sind vielfältig und nicht vorhersehbar. Zunächst einmal helfen Betroffene als Fachpersonen für die ‚beforschten' Angehörigen und Demenzkranken, deren Probleme besser zu verstehen. Sie haben aufgrund ihrer persönlichen Betroffenheit auch klare Vorstellungen davon, welche Fragen von der Forschung dringender oder weniger dringend beantwortet werden sollten. Diese Vorstellungen können die Sichtweise von Forschenden herausfordern, die bei einem Forschungsvorhaben eine Reihe wissenschaftlicher Kriterien beachten müssen. Diese Kriterien sind für Laien nicht immer nachvollziehbar und werden dann in Frage gestellt – was wiederum die Forschenden dazu veranlasst, sich mit dem Spannungsfeld ‚Wissenschaftlichkeit' vs. ‚Realität' auseinanderzusetzen. Ein weniger offensichtlicher, aber äusserst wertvoller Gewinn ist der indirekte Beitrag, den Betroffene mit ihren Kommentaren zur Überprüfung und Relativierung wissenschaftlicher Konzepte und Theorien liefern.

Für die praktische Seite der Wissenschaft – in diesem Fall die Durchführung einer Befragungsstudie – hat die Mitwirkung von Betroffenen zahlreiche Verbesserungen hinsichtlich der Rekrutierung und des Umgangs mit Studienteilnehmenden gebracht. Insbesondere wurde im Vorfeld der Befragung auf potenzielle kritische Situation hingewiesen, die den Forschenden möglicherweise entgangen wären.
3) *Gewinn für Praxis:* Das Projekt Runder Tisch zum Thema Demenz wird in verschiedener Hinsicht in die Praxis hineinwirken. Erstens wurde die thematische und methodische Ausrichtung der Studie durch die enge Zusammenarbeit der beteiligten Gruppen immer wieder an

den Bedürfnissen von Demenzkranken und ihren Angehörigen sowie an den Anforderungen der professionellen Praxis gemessen und dadurch eine hohe Praxisrelevanz erreicht. Zweitens können die gewonnenen Erkenntnisse über die Multiplikatorenfunktion der Teilnehmenden aus dem Beratungs- und Pflegebereich in deren Tätigkeitsbereich hineingetragen werden und so die Arbeit an der Front inspirieren. Drittens ist es ein erklärtes Ziel des Runden Tischs, über eine für Laien verständliche Darstellung der Ergebnisse für die Praxis im weitesten Sinne – also Versorgung, Politik und Öffentlichkeit – nutzbare und akteurspezifische Empfehlungen zu erarbeiten und diese breit zu streuen.

Zusammenfassend haben die bisherigen Erfahrungen mit dem Projekt Runder Tisch Science et Cité zum Thema Demenz gezeigt, dass die aktive Beteiligung von Nicht-Forschenden grundsätzlich in allen Stadien eines Forschungsprojekts möglich und bereichernd ist. Der vielleicht grösste Vorteil dieses partizipativen Vorgehens dürfte in einer hohen Akzeptanz und Praxisrelevanz des Projekts und damit einer hohen Chance auf eine nachhaltige Wirkung liegen.

*Literatur*

Grässel E. (1998): Häusliche Pflege dementiell und nicht dementiell Erkrankter, Teil II: Gesundheit und Belastung der Pflegenden. Zeitschrift für Gerontologie und Geriatrie 31: 57–62.
Grob D., Gurny R., Held Ch., Monsch A., Suter-Gut D. (2003): Betreuung demenzkranker Menschen. Forschungsagenda für die praxis-orientierte Versorgungsforschung. (Unveröffentlichtes Arbeitspapier des Alzheimer Forums Schweiz).
Langner S.R. (1995): Finding meaning in caring for elderly relatives: Loss and personal growth. Holistic Nursing Practice 9(3): 75–84.
Wright L.K. (1994): Alzheimer's disease and caregiver stress. Journal of the South Carolina Medical Association 90: 424–428.
Zumbrunn A., Meyer P.C. (2007): Pflege von Angehörigen. In: Kocher G., Oggier W. (Hrsg.), Gesundheitswesen Schweiz 2007–2009, Bern, Huber: 245–249.

# Umgang mit Suizidwünschen bei Menschen mit Demenz: Ein Forderungskatalog

Schweizerische Alzheimervereinigung

*In den letzten Jahren sind Fragen um Leben und Sterben und die Suizidproblematik vermehrt zum Thema öffentlicher Debatten geworden. Menschen mit einer Demenzerkrankung nehmen in diesem Zusammenhang eine besondere Stellung ein. Demenz macht Angst, denn sie berührt wichtige Werte unseres Menschseins, insbesondere die Autonomie und das Selbstbestimmungsrecht. Dies stellt besondere Probleme, wenn demenzkranke Menschen den Kontakt zu einer Sterbehilfeorganisation suchen, ist doch die Urteilsfähigkeit im Verlaufe der Krankheit nicht mehr gegeben. Die Urteilsfähigkeit ist absolute Voraussetzung, andernfalls wird Suizidbeihilfe zu einer Fremdtötung. Eine stellvertretende Entscheidung durch Angehörige oder einen Arzt/eine Ärztin ist dabei ausgeschlossen.*

*Die Schweizerische Alzheimervereinigung nimmt zur Frage der Suizidproblematik keine Stellung. Sie versteht, dass ein demenzkranker Mensch den Wunsch nach Suizid haben kann, möchte aber gerade auch diesen Menschen eine Alternative zu einem möglichen Suizid bieten. Deshalb unterstützt sie eine Palliative Care, die bestmögliche Lebensqualität und aktiven Beistand bis zum Tod gewährleistet und demenzkranken Menschen eine umfassende und auf seine Bedürfnisse angepasste Begleitung und Betreuung gewährleistet. Dadurch besteht die Möglichkeit, dass ein allfälliger Suizidwunsch in den Hintergrund tritt und neuer Mut zum Weiterleben entsteht. Um das zu erreichen, muss die Gesellschaft für die Demenzproblematik sensibilisiert werden und es sind auf verschiedenen Ebenen Massnahmen notwendig. Solche hat die Schweizerische Alzheimervereinigung in einem Forderungskatalog festgehalten, die am 30. Januar 2008 vom Zentralvorstand der Schweizerischen Alzheimervereinigung verabschiedet wurden.*

# 1. Der Wunsch nach Suizid bei Menschen mit Demenz

Die Diagnose „Demenz" kann zu einer Krisensituation führen und bei den Betroffenen das Gefühl hervorrufen, ihr Leben sei nun aussichts- und hoffnungslos. In dieser Situation kann auch der Wunsch nach Suizid auftreten, vielleicht wird sogar Kontakt zu einer Sterbehilfeorganisation gesucht. Auch im weiteren Verlauf der Krankheit können sich Krisensituationen mit Suizidwünschen einstellen. Die betroffenen Menschen fühlen sich einsam und nicht genügend unterstützt und haben oft auch das Gefühl, den Angehörigen und der Gesellschaft zur Last zu fallen. Über die Suizidhäufigkeit bei Menschen mit Demenz fehlen genaue Zahlen. Es sind aber Fälle bekannt, in welchen demenzkranke Menschen mit Hilfe einer Sterbehilfeorganisation aus dem Leben geschieden sind. In diesen Fällen stellen sich schwerwiegende Fragen beispielsweise nach der Urteilsfähigkeit und des Schutzes der demenzkranken Person.

Suizidwünsche treten meistens in seelischen Notsituationen auf. Klinische Erfahrungen zeigen, dass die Neigung zum Suizid bei Menschen mit Demenz häufig in der ersten Phase der Auseinandersetzung mit der Krankheit als depressive Reaktion auftritt. Deshalb ist es wichtig, dass die betroffenen Personen von Anfang an eine geeignete psychologische, soziale und medizinische Begleitung und Unterstützung erhalten, dies auch im Sinne einer umfassenden Palliative Care.

Im Normalfall verlieren sich die Suizidwünsche im Verlaufe der Erkrankung. Da jedoch Menschen mit Demenz im Krankheitsverlauf Stimmungs- und Verhaltensschwankungen unterworfen sind, können gelegentlich auch in einem fortgeschritteneren Stadium Suizidwünsche auftreten.

Suizid kann nicht immer verhindert werden; dessen ist sich auch die Schweizerische Alzheimervereinigung bewusst. Ihr Ziel ist es jedoch, dazu beizutragen, dass ein Umfeld geschaffen wird, in welchem auch für demenzkranke Menschen bestmögliche Lebensqualität mit ihrer Krankheit möglich ist. Dazu muss zunächst das Bewusstsein dafür geschaffen werden, was eine Demenzkrankheit bedeutet und welche Bedürfnisse demenzkranke Menschen und ihre Angehörigen haben. Die folgende Graphik zeigt die Entwicklung dieser Bedürfnisse während des Krankheitsverlaufs auf:

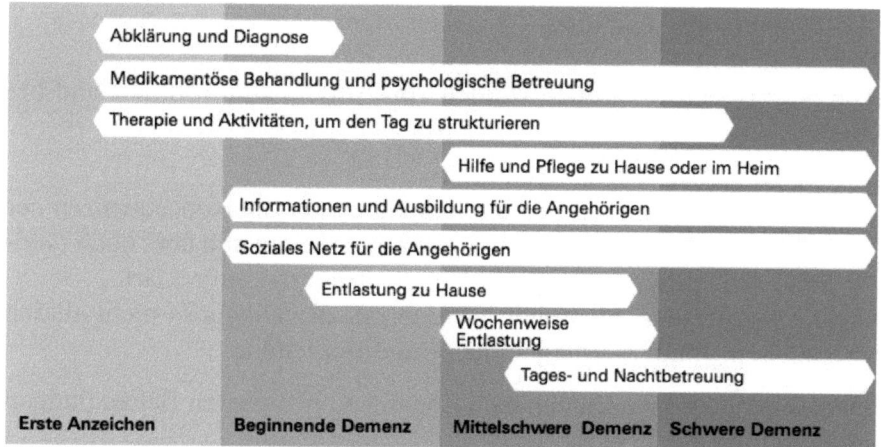

*Abbildung 1:* Die vier Phasen einer Demenzerkrankung.

Menschen mit einer Demenzerkrankung verlieren im Verlauf der Krankheit zunehmend die Fähigkeit, ihre Situation zu beurteilen und ihren tatsächlichen Willen auszudrücken. Sie können ihre Bedürfnisse nicht mehr klar formulieren und sind zunehmend auf die Fürsorge und den Schutz anderer Personen angewiesen, welche in ihrem Sinne die spezifische Pflege und Betreuung sichern müssen. Angesicht der prognostizierten Zunahme an Demenzerkrankungen in den nächsten 20 Jahren werden immer mehr Angehörige und professionell Tätige stellvertretend die Fürsorge übernehmen, entsprechend handelt es sich um eine allgemein gesellschaftliche Aufgabe, die von der ganzen Gesellschaft getragen werden muss.

## 2. Erwartungen an eine demenzgerechte Gesellschaft

Grundsätzlich gilt: Der demenzkranke Mensch bleibt mit allen krankheitsbedingten Einschränkungen und Entwicklungen eine individuelle Persönlichkeit. Auch für ihn gelten die Menschen- und Verfassungsrechte. Aus diesem Prinzip ergeben sich folgende Forderungen:

## 2.1 Umgang mit dem demenzkranken Menschen

Die betroffenen Menschen werden von Anfang an informiert und begleitet:
- Die Diagnose wird mitgeteilt.
- Damit verbunden werden die Patienten über die Konsequenzen der Krankheit, über die Behandlungsmöglichkeiten und über noch mögliche Vorkehrungen (z.B. Patientenverfügung) aufgeklärt.
- Die betroffenen Menschen werden mit der Diagnose nicht alleine gelassen, sondern erhalten die nötige Begleitung.

Demenzkranke Menschen haben Zugang zu geeigneten Behandlungen und Therapien:
- Medikamente
- nicht medikamentöse Therapien

Demenzkranke Menschen haben Zugang zu einer angepassten Pflege und Betreuung:
- Der Wille und die Bedürfnisse des demenzkranken Menschen werden immer respektiert.
- Verbale und non-verbale Äusserungen werden wahrgenommen und in Entscheidungsprozessen berücksichtigt.
- Die Pflegenden/Betreuenden nehmen sich Zeit, genau zuzuhören, um den mutmasslichen Willen zu ergründen.
- Patientenverfügungen werden als wichtiges Indiz unter anderen (momentane Situation, momentane Perspektive aller Betroffenen) in die Entscheidungsfindung miteinbezogen.
- Ärztliche, therapeutische und pflegerische Entscheidungen werden im Sinne der an Demenz erkrankten Person getroffen.

Sind zum Schutz des demenzkranken Menschen Entscheide gegen seinen Willen notwendig, erfordert dies sorgfältige Abwägungen:
- Vor- und Nachteile (z.B. bei einem Eintritt in ein Heim) werden gegeneinander abgewogen.
- Freiheitseinschränkende Massnahmen werden nach den Empfehlungen der SAMW/SGG getroffen. Sie sollen zweckmässig und verhältnismässig sein und werden erst ergriffen, wenn andere Möglichkeiten nicht erfolgreich waren.

Die Persönlichkeit des demenzkranken Menschen wird respektiert:
- Dem demenzkranken Menschen wird mit Respekt, Empathie, Zuneigung und unter Berücksichtigung seiner Biographie begegnet.

*2.2 Umgang mit den Angehörigen*

Die Angehörigen werden unterstützt und einbezogen:
- Sie werden über die Krankheit und deren Folgen sowie Behandlungs- und Betreuungsmöglichkeiten informiert.
- Angehörige, welche zu Hause eine von Demenz betroffene Person betreuen und pflegen, erhalten Beratung und Schulung (Weiterbildung) Sie werden bei der Betreuung unterstützt und entlastet.
- Sie werden in finanzieller Hinsicht unterstützt.
- Die Wünsche und Probleme von betreuenden Angehörigen werden wahrgenommen.
- Die betreuenden Angehörigen erfahren Wertschätzung; ihr Wissen, ihre Kompetenzen und Erfahrungen in der Betreuung werden vom Fachpersonal anerkannt und in deren Arbeit integriert.

*2.3 Forderungen an die Fachpersonen*

Es braucht Fachpersonen, welche im Umgang mit Demenz geschult sind:
- Haus-, Spital- und Heimärzte, Pflegepersonal und Therapeuten und weitere involvierte Fachpersonen – im ambulanten wie stationären Bereich – werden in der Behandlung, im Umgang und in der Betreuung von demenzkranken Menschen geschult und in ihrer Weiterbildung unterstützt.
- Die Zusammenarbeit im Betreuungsteam ist interdisziplinär.
- Bei Akuterkrankungen und/oder nach Unfall wird die demenzielle Erkrankung berücksichtigt und in die Behandlungskette integriert.

## 2.4 Bereitstellung der notwendigen Infrastruktur

Bei der Pflege zu Hause sind Entlastungsmöglichkeiten vorhanden:

- Entlastungsdienste zu Hause
- Tages- und Nachtstätten für Kurzaufenthalt, Ferienplätze für längere Aufenthalte (z. B. in Heimen)
- Eine angepasste Spitexstruktur (z. B. Tag- und Nachteinsätze)

Bei der externen Pflege und Betreuung wird auf die Bedürfnisse von demenzkranken Menschen Rücksicht genommen:

- Es werden demenzspezifische Wohnformen geschaffen, wo die betroffenen Menschen in allen Phasen der Krankheit der speziellen Situation entsprechend betreut werden.

Für die Pflege und Betreuung von demenzkranken Menschen steht genügend und qualifiziertes Personal zur Verfügung:

- Angepasster Personalschlüssel mit gut ausgebildetem Fachpersonal
- Angepasste Arbeitsbedingungen

## 2.5 Finanzielle Unterstützung

- Die Pflege zu Hause und im Heim ist für die Betroffenen finanziell tragbar.
- Entlastungsangebote für die zu Hause pflegenden Angehörigen (z. B. Tages- und Nachtstätten) werden weiterhin finanziell unterstützt.

## 2.6 Sterbebegleitung

- Palliative Care wird zu Hause wie in den Institutionen gewährleistet (es gilt: Palliative Care beginnt nicht erst in der Sterbephase).
- Es wird eine ganzheitliche Betreuung und umfassende Begleitung angeboten (physisch, psychisch, sozial, spirituell).
- Die Autonomie des Kranken wird berücksichtigt, seine Wünsche und Gefühle werden wahrgenommen und es wird ihnen bestmöglich entsprochen.

- Die Pflegenden/Betreuenden handeln aus einer Haltung des „Caring": Sie sind für den kranken Menschen da und sorgen für ihn. Der kranke Mensch sollte nicht alleine gelassen werden.
- Leiden wird gelindert und eine gute Lebensqualität auch im Sterben ermöglicht.
- Leidensverursachende Symptome werden gelindert, dazu gehören Unruhe und Angstzustände. Weiter müssen Schmerzen erkannt und adäquat medikamentös und nicht-medikamentös behandelt werden.
- Entscheidungen über Massnahmen werden im Team nach Möglichkeit unter Einbezug der Angehörigen erarbeitet, indem nach einem ethischen Entscheidungsprozess vorgegangen wird.

# Das Angebot der ALZ Zürich

Miriam Sticher-Levi, Jutta Stahl

*Die Schweizerische Alzheimervereinigung (ALZ) ist eine unabhängige, konfessionell und politisch neutrale und gemeinnützige Patientenorganisation. Neben der Geschäftsstelle in Yverdon bestehen 22 kantonale Sektionen, u.a. die Sektion Zürich. Die Schweizerische Alzheimervereinigung setzt sich für die Interessen von an Alzheimer oder einer anderen Demenz erkrankten Menschen und ihren Angehörigen ein. Sie engagiert sich für die Erhaltung der Würde der Kranken und eine Verbesserung der Lebensqualität der betroffenen Familien. Im Folgenden werden einige wichtigste Aspekte der Beratung und deren Grenzen thematisiert.*

## 1. Aufgabe der ALZ Zürich

### 1.1 Informations- und Beratungsangebot

Die ALZ Zürich führt eine Informationsstelle, die ein telefonisches, persönliches und schriftliches Informations- und Beratungsangebot für Betroffene, Angehörige, Fachpersonen und andere Interessierte bereitstellt. Die Beraterinnen verfügen über aktuelles Fachwissen bezüglich der Erkrankung, Abklärungs-, Beratungs-, Behandlungs- und Betreuungsmöglichkeiten, kennen das spezifische Versorgungsnetz der Region und sind informiert über Veranstaltungen, Bildungsangebote und gesellschaftspolitische Fragen zum Thema Alzheimer und Demenz.

*1.2 Dienstleistungen*

Die ALZ Zürich bietet verschiedene Dienstleistungen, die das bestehende Versorgungsnetz dort ergänzen, wo Lücken bestehen. Für Betroffene bietet sie aktivierende Freizeitangebote wie Spielen, Gedächtnistraining, Mal- und Musiktherapie. Diese Angebote sind teilweise kombiniert mit einem gemeinsamen Mittagstisch, sodass damit betreuende Angehörige stunden- oder halbtageweise entlastet werden können. Für betreuende Angehörige werden verschiedene Gesprächsgruppen und Veranstaltungen organisiert, die neben Informationen den Austausch und Kontakt untereinander fördern. Dazu gehören ein „Business-Lunch", der zur Mittagszeit einen Fachvortrag mit einer Mahlzeit für die Besucher verbindet, sowie Kurse zur Angehörigenbildung, mit einer Dauer von einem oder mehreren Abenden. Einmal im Jahr wird eine Ferienwoche angeboten, an denen Betroffene und deren Bezugspersonen gemeinsam teilnehmen können. Jeder Familie steht während der Ferienwoche ein(e) freiwillige Helferin zur Seite – für manchen Angehörigen eine gute Gelegenheit zu erfahren, wie es ist, seinen kranken Partner oder seine Partnerin einer anderen Betreuungsperson anzuvertrauen.

Die ALZ Zürich vermittelt bezahlte und freiwillige Betreuerinnen und Betreuer, die pflegende Angehörige stundenweise von ihren Aufgaben entlasten. Sie gewährleistet eine sorgfältige Auswahl geeigneter Mitarbeiterinnen und Mitarbeiter und organisiert deren Aus- und Weiterbildung.

*1.3 Gesellschaftspolitisches Engagement*

Die ALZ Zürich tritt regelmässig mit Informationsveranstaltungen auf, beteiligt sich an Tagungen und politischen Gremien. Über verschiedene Auftritte in den Medien informiert und sensibilisiert die ALZ Zürich die breite Öffentlichkeit zum Thema Demenz. Sie informiert Politiker und verantwortliche Persönlichkeiten, die Altersinstitutionen vorstehen, über die Anliegen der Menschen mit Demenz und ihrer Familienangehörigen. Sie trägt damit zur gesellschaftlichen Integration und Akzeptanz von Betroffenen und Angehörigen bei.

## 2. Die Beratung Ratsuchender

*2.1 Beratungsgründe*

Die Gründe, weshalb sich Menschen an die Infostelle wenden, sind von ganz unterschiedlicher Natur. Der Bedarf an Informationen über die Erkrankung und die Frage nach geeigneten Abklärungsstellen oder Therapieangeboten steht im Vordergrund. Oft ist es die Sorge der Betroffenen um das Nachlassen der eigenen geistigen Leistungsfähigkeit. Häufiger jedoch sind es Menschen des sozialen Umfeldes, die sich an die Infostelle wenden: Partnerinnen oder Partner, Töchter oder Söhne, Freunde oder Bekannte. Sie sind konfrontiert mit Verhaltenversänderungen des Kranken und verschiedensten daraus resultierenden Problemen und Belastungen, von denen sie sich überfordert fühlen. Gefühle der Überforderung entspringen aktuellen Problemen oder aber solchen, die vorweggenommen werden, also nur möglicherweise wirklich drohen. Manchmal sind es erste Anzeichen von Verwahrlosung, welche Angehörige, aber auch Freunde, Nachbarn oder Bekannte dazu veranlasst, die Infostelle zu kontaktieren.

Auch Fachleute aus der Sozialarbeit, Medizin oder Pflege wenden sich an die Infostelle. Bei dieser Personengruppe besteht meist ein gezielter Wunsch nach Informationen und/oder Informationsmaterialien, über Adressen von Heimen, Entlastungs-, Therapie- und Weiterbildungsangeboten.

*2.2 Anliegen der Betroffenen*

Die Konfrontation mit der vermuteten oder gestellten Diagnose Demenz und deren Folgen konfrontiert Betroffene und ihr soziales Umfeld mit Anforderungen, denen sie sich zunächst nicht gewachsen fühlen. Im Erleben von Überforderung und Hilflosigkeit können Informationen und ihre möglichen Konsequenzen nicht immer „gefasst" bzw. „erfasst" werden. Heftige, oft wechselnde Gefühle von Trauer, Frust, Wut, Angst oder „Anpacken wollen" können entstehen.

Im Zustand der Orientierungslosigkeit und Hilflosigkeit besteht häufig eine Hemmschwelle, überhaupt irgendwo anzurufen. Es fällt schwer, die Probleme zu benennen und sich mitzuteilen. Manchmal können die Anliegen daher beim Erstkontakt nicht konkret formuliert werden.

Erschwerend kommen Schuldgefühle der Angehörigen infolge negativer Gefühle gegenüber dem Kranken hinzu, Schamgefühle der von der Krankheit Betroffenen, es nicht alleine zu schaffen bzw. auf Hilfe angewiesen zu sein. Die gesellschaftliche Stigmatisierung von Menschen, die „nicht mehr richtig im Kopf" sind, leistet solchen Gefühlen Vorschub. Die Betroffenen und Angehörigen fühlen sich oft alleingelassen auf dem Weg in eine ungewisse Zukunft.

*2.3 Bedürfnisse*

Anrufende suchen daher zunächst eine Möglichkeit „abzuladen", was sie bewegt. Sie möchten ihre Sorgen, Ängste und Nöte jemandem mitteilen bzw. mit jemandem teilen, der unvoreingenommen zuhört, Anteil nimmt und emotionalen Beistand leistet. Eine Fachperson, der sie vertrauen können, soll helfen, Ordnung ins Chaos zu bringen und die nächsten Schritte zu planen.

*2.4 Aufgaben der Beratung*

*Zuhören und Verstehen:* Die wichtigste Aufgabe der Beraterinnen liegt zunächst darin, genau hinzuhören. Sie müssen in der Lage sein, Verzweiflung, heftige und widersprüchliche Gefühle sowie Orientierungs- und Hilflosigkeit auszuhalten, aufzunehmen und Mitgefühl zu zeigen. Gleichzeitig müssen sie die vorgebrachten Probleme ernst nehmen und in ihrer Komplexität erfassen können.

*Überblick verschaffen:* Eine wichtige Aufgabe der Beraterin ist es, vorhandene Informationen zu ordnen und bei Bedarf zu ergänzen. Auch sehen sich die Beraterinnen der Infostelle häufig konfrontiert mit „Pseudowissen", das durch die Medien Verbreitung findet. Fehlinformationen müssen dann korrigiert werden. Ebenso wie ein Defizit an Informationen oder falsche Informationen kann auch ein „Zuviel an Informationen" belastend sein. Um Ratsuchende mit Informationen nicht zu überfordern, müssen die Beraterinnen laufend abwägen, was jetzt gerade wichtig ist.

*Von der Defizit- zur Ressourcenperspektive:* Angst und Verzweiflung verleiten Betroffene und Angehörige dazu, den Fokus auf die Wahrnehmung dessen zu richten, was verloren ist oder verloren zu gehen droht. Ressourcen des Kranken und seines sozialen und materiellen Umfeldes können so nicht ausgemacht resp. genutzt werden. Um Verluste und Belastungen besser kompensieren und ertragen zu können, müssen Betroffene in die Lage versetzt werden, vorhandene Potentiale und Fähigkeiten wahrzunehmen, zu erweitern und gezielt zu nutzen. Beraterinnen können Betroffene und Angehörige zu diesem Perspektivenwechsel hinführen.

*Ergänzende Hilfen anbieten und vermitteln:* Reichen die im natürlichen Umfeld der Kranken zur Verfügung stehenden Ressourcen nicht aus, um anstehende Probleme zu bewältigen, müssen ergänzende Hilfen in Anspruch genommen werden. Beraterinnen der Infostelle können solche Unterstützungsmöglichkeiten bedarfsorientiert anbieten oder vermitteln.

*Wertschätzung:* Betroffene und Angehörige erbringen grosse, oft übermenschliche Leistungen, um mit den sich laufend verändernden Lebensumständen zurechtzukommen. Die Wahrnehmung und vor allen Dingen die Anerkennung dieser Leistungen durch Aussenstehende ermutigt Betroffene einerseits, diese Leistungen auch weiterhin zu erbringen. Andererseits kann es auch emotional entlastend sein, wenn Beraterinnen Grenzen wahrnehmen und Betroffene ermuntern neben der Eigenleistung auch Hilfe in Anspruch zu nehmen. Auf dem Boden der Wertschätzung können betroffene Familien ermuntert werden, nicht alles alleine tragen zu müssen, sondern Unterstützung von aussen in Anspruch nehmen zu „dürfen".

## 3. Grenzen des Beratungsangebots

*Konflikte im Betreuungssystem:* Nicht selten erleben oder beurteilen die einzelnen Familienmitglieder die Demenzerkrankung des Patienten und deren Konsequenzen unterschiedlich und es kommt zu Konfliktsituationen innerhalb der Familie. Hier können ein vermittelndes Gespräch und die Herstellung einer gemeinsamen Informationsgrundlage schon sehr hilfreich sein. Die Erkrankung eines Familienmitglieds kann aber auch lange schwelende Paarprobleme, Schwierigkeiten zwischen Eltern und Kindern oder unter Geschwistern wieder aufbrechen oder eskalieren lassen. Solche Fälle sprengen den Rahmen des Beratungsangebots. Bei Bedarf verweisen die Beraterinnen dann an geeignete Therapieangebote in der Region.

*Rechtliche und finanzielle Probleme:* Die nachlassende kognitive Leistungsfähigkeit des Kranken konfrontiert Angehörige manchmal auch mit rechtlichen Fragen. Beispielsweise dann, wenn die Urteilskraft des Kranken schwindet; wenn er sich mit seinem Verhalten selbst gefährdet, diese Gefahr aber nicht erkennt. Dann stellt sich die Frage nach einer vormundschaftlichen Massnahme. Manchmal geraten Betroffene und Angehörige auch in eine finanzielle Notlage und benötigen spezifische Beratung. Auch hier helfen die Beraterinnen der Infostelle den Ratsuchenden mit Adressen von Sozialberatungsstellen oder JuristInnen weiter.

Diese Übersicht zeigt: die Aufgaben der Beraterinnen an der Informationsstelle der Alzheimervereinigung Zürich sind komplex, vielfältig und anspruchsvoll, oft auch sehr belastend. Gleichzeitig kann diese Arbeit sehr befriedigend und persönlich bereichernd sein. Schliesslich ist es äusserst beeindruckend erleben zu dürfen, wie viele Menschen, die im eigenen Familienkreis einen Demenzkranken haben, und ihr soziales Umfeld die Krankheit nicht nur als Belastung erleben, sondern als Herausforderung im Sinne persönlichen Wachstums und Reife und als Chance für die Erweiterung und Vertiefung intensiver persönlicher Beziehungen.

*Weitere Informationen*

Schweiz. Alzheimervereinigung Zürich
Forchstrasse 362, 8008 Zürich
Tel: 043 499 88 63,
E-Mail: info@alz-zuerich.ch, www.alz-zuerich.ch

Schweiz. Alzheimervereinigung
Rue des Pêcheurs 8E, 1400 Yverdon-les-Bain
Nationales Alzheimer-Telefon: 024 426 06 06,
E-Mail: info@alz.ch, www.alz.ch

# Info-Blätter zum Thema Demenz

Schweizerische Alzheimervereinigung

*Die Schweizerische Alzheimervereinigung bietet zu zahlreichen praktischen Fragen rund um den Umgang mit Demenz Info-Blätter für Angehörige und Fachpersonen an. Diese können auf der Website der Alzheimervereinigung unter http://www.alz.ch/d/html/infos+78.html heruntergeladen werden. Verfügbar sind Blätter zu folgenden Themen (Stand: September 2009):*

## 1. Generelle Informationen zu Demenz

- *Abklärung und Diagnose einer Demenz:* Demenz früh erkennen / Die wichtigsten Schritte bei einer Demenzabklärung / Hausarzt / Memory Clinic / Sich auf die Abklärung beim Arzt vorbereiten
- *Häufige Demenzerkrankungen: Alzheimer und Vaskuläre Demenz:* Symptome / Ursachen / Behandlung
- *Seltene Demenzerkrankungen:* Lewy-Körper-Demenz / Frontotemporale Demenz / Demenz bei Parkinson / Creutzfeldt-Jakob / Demenz bei Down Syndrom / reversible Demenzformen
- *Medikamente zur Behandlung der Alzheimer-Krankheit (Antidementiva):* Cholinesterase-Hemmer / Memantin / Ginkgoextrakt.

## 2. Umgang mit Demenz im Alltag, Heim und Spital

- *Den Alltag aktiv gestalten:* Alltagsaktivitäten finden für Menschen mit Demenz / Alltagsaktivitäten übersichtlich gestalten / Geeignete Aktivitäten.

- *Die Wohnung anpassen:* Wohnumfeld vereinfachen, Orientierung erleichtern / Wahrnehmung verbessern, Verkennungen vorbeugen / Gefahrlose Bewegungsmöglichkeiten / Gefahrenquellen / Notfall (inkl. Checkliste).
- *Entlastung für pflegende Angehörige:* Hilfe suchen ohne Schuldgefühle / Schrittweise Entlastungsdienste nützen / Austausch in Angehörigengruppen / Tages- und Nachtstätten.
- *Den Heimeintritt ins Auge fassen:* Weiterer Lebensabschnitt im Heim / Nützliche Hinweise für den Heimeintritt / Die Entscheidung fällen / Die erkrankte Person früh vorbereiten / Die Zeit bis zum Heimeintritt (inkl. Leitfaden).
- *Demenzkranke Personen im Spital:* Vor und beim Spitaleintritt / Persönliches Gespräch / Spitalaufenthalt / Heimkehr planen / Checkliste (inkl. Patienten-Datenblatt)
- *Pflege und Betreuung von Menschen mit Demenz am Lebensende:* 55 Empfehlungen

## 3. Umgang mit spezifischen Aspekten von Demenzerkrankungen

- *Mit Inkontinenz umgehen:* Selbständigen Gang aufs WC fördern / Bei der Toilettenbenützung helfen / Auf die persönliche Hygiene achten / Hilfsmittel / Was die Krankenkasse bezahlt.
- *Mit Aggressionen umgehen:* Wie auf Aggressionen reagieren? Was Aggressionen auslöst. Wie man Aggressionen künftig reduziert.
- *Wenn der Schlaf gestört ist:* Zunehmende Unruhe am Abend / Gestörter Schlaf in der Nacht / Weitere Ursachen für die Schlafstörungen / Schlafmittel / Selbst zum Schlaf finden
- *Herumwandern und Weglaufen:* Freiraum gewähren, Gefahren vermeiden / Nützliche Hinweise
- *Richtig essen bei Demenz:* Ausreichend und mit Freude essen und trinken / Fingerfood servieren / Schwieriges Verhalten am Tisch

# 4. Rechtliche und finanzielle Aspekte

- *Vorsorgevollmacht und Patientenverfügung:* Die richtige Vertretung finden / Eine Patientenverfügung erstellen / Wenn es zu spät ist (inkl. Vorlage und Textbausteine)
- *Finanzielle Ansprüche bei Demenzkrankheiten:* Wann und wo finanzielle Ansprüche geltend gemacht werden können bei: Untersuchung und medizinische Behandlung / Pflege zu Hause / Hilfsmittel und Wohnungsanpassung / Tagesstätten / Reise- und Transportkosten / Heim
- *Finanzielle Ansprüche bei Demenzkrankheiten:* Überblick über die Soziale Sicherheit in der Schweiz.

6. Rechtliche und finanzielle Aspekte

# Autorinnen und Autoren

### Ruth Baumann-Hölzle
Dr. theol., ist Mitbegründerin und Leiterin des Interdisziplinären Instituts für Ethik im Gesundheitswesen, Dialog Ethik. Schwerpunkt ihrer Arbeit bildet interdisziplinäre ethische Entscheidungsfindung im Gesundheitswesen. Sie ist seit 1998 Mitglied der kantonalen Ethikkommission Zürich und seit 2001 Mitglied der Nationalen Ethikkommission im Bereich Humanmedizin.

### Markus Christen
Dr. sc. ETH, studierte Philosophie, Physik, Mathematik und Biologie an der Universität Bern und doktorierte in Neuroinformatik an der ETH Zürich. Derzeit ist er wissenschaftlicher Mitarbeiter am Universitären Forschungsschwerpunkt Ethik der Universität Zürich. Daneben arbeitet er als Wissenschaftsjournalist und als Bereichsleiter Publikationen des Instituts Dialog Ethik. Seine Forschungsinteressen umfassen methodische Fragen der Neurowissenschaft, Autonomie in sozialen Systemen und Neuroethik.

### Agnieszka Jaworska
Prof. PhD, promovierte in Philosophie an der Harvard University. Derzeit forscht sie an der University of California Riverside zu ethischen Dilemmas bei Personen mit eingeschränkten Autonomiefähigkeiten (Demenzkranke, Süchtige, Kleinkinder) als Teil eines grösseren Projektes über die Natur von Werten und der Moralpsychologie des Wertschätzens. Zuvor arbeitete sie unter anderem an der Stanford University und dem *Department of Clinical Bioethics* an den *National Institutes of Health*.

### Giovanna Jenni
dipl. Pflegefachfrau, dipl. Pflege- und Gesundheitsexpertin FH und Pflegewissenschaftlerin MNS, hat an der Fachhochschule Gesundheit in Aarau und an der Universität Basel studiert. Sie lebt in Bern, arbeitet im Betagtenzentrum Laupen als Pflegeexpertin/ Leiterin Pflegeentwicklung und ist als Vorstandsmitglied in der Schweizerischen Alzheimervereinigung tätig.

### Roland Kunz
Dr. med., studierte Medizin in Zürich mit Ausbildung zum Arzt für Allgemeine Medizin und Geriatrie FMH. Derzeit ist er Chefarzt Geriatrie und Palliativmedizin am Bezirksspital Affoltern am Albis. Zudem ist er Dozent für Palliativmedizin an der medizinischen Fakultät der Universität Zürich und in verschiedenen Lehrgängen für Geriatrie, Palliative Care und medizinische Ethik. Er ist Co-Präsident der Schweizerischen Gesellschaft für palliative Medizin, Pflege und Begleitung „palliative ch".

## Jacqueline Minder
Dr. med., studierte Humanmedizin, ist Fachärztin für Psychiatrie und Psychotherapie mit Schwerpunkt Gerontopsychiatrie und hat eine Ausbildung in integrativ systemischer Paar- und Familientherapie. Derzeit ist sie Leitende Ärztin und Bereichsleiterin Gerontopsychiatrie in der integrierten Psychiatrie Winterthur (ipw). Ihre Schwerpunktthemen sind diagnostische und therapeutische systemtheoretische Ansätze in der Betreuung von Menschen mit Demenz und ihren Angehörigen sowie traumatherapeutische Ansätze in der Gerontopsychiatrie.

## Caroline Moor
Dr. des., hat an der Universität Zürich Psychologie, Psychopathologie und Sonderpädagogik studiert. Sie hat am Lehrstuhl Gerontopsychologie doktoriert und ist seit 2006 wissenschaftliche Mitarbeiterin am Zentrum für Gerontologie der Universität Zürich.

## Jean-Luc Moreau
Dr. med, Studium und Staatsexamen in Basel 1974, ist Facharzt FMH für Allgemeine Medizin, speziell Geriatrie. Er arbeitet seit 1990 im Oberried Demenz-Zentrum (früher Psychogeriatrisches Heim Oberried) in Belp, einer geschlossenen Einrichtung für 57 Demenzbetroffene und betreut seit 2002 zwei weitere Demenzstationen in der Umgebung von Bern mit etwa 30 Bewohnerinnen und Bewohnern.

## Corinna Osman
lic. theol., ist seit 2002 als Projektleiterin und wissenschaftliche Mitarbeiterin bei Dialog Ethik tätig. Schwerpunkt ihrer Tätigkeit ist Ethiktransfer in Alters- und Pflegeheimen.

## Ivana Radman
Dr. med., studierte Humanmedizin und ist Fachärztin für Psychiatrie und Psychotherapie mit Schwerpunkt Alterspsychiatrie und Alterspsychotherapie. Sie hat eine psychoanalytische Ausbildung und arbeitet zurzeit als Chefärztin des alterspsychiatrischen Bereiches Clienia Privatklinik Schloessli. Schwerpunkt ihrer Arbeit bildet die Entwicklung störungsspezifischer Versorgungsmodelle für ältere Menschen und die Integration ethischer Gesichtspunkte in deren Behandlung.

## Heidi Rusnak
Pflegefachfrau DN2, ist Pflegeberaterin und Leiterin Bildung am Alterspflegeheim Region Burgdorf. Sie hat zudem eine höhere Fachausbildung in Management.

## Hans Rudolf Schelling
lic. phil., hat an der Universität Zürich Psychologie, Soziologie und Philosophie studiert. Er beschäftigt sich seit über 20 Jahren mit sozialwissenschaftlicher und psychologischer Alter(n)sforschung und ist seit 2003 Geschäftsführer des Zentrums für Gerontologie der Universität Zürich (ZfG). Er lebt in Zürich.

### Regula Schmitt-Mannhart
Dr. med. ist Fachärztin für Innere Medizin und Geriaterin. Sie ist leitende Ärztin der tilia Stiftung für Langzeitpflege in Ittigen/Bern. Ihre Schwerpunkte sind Palliative Care und Ethik in der Langzeitpflege.

### Jutta Stahl
Fachpsychologin für Klinische Psychologie und Psychotherapie FSP. Sie ist seit 2006 freie Mitarbeiterin der ALZ Zürich und unterstützt die Geschäftsleitung als Beraterin und Supervisorin.

### Miriam Sticher-Levi
ist seit mehr als 13 Jahren Vorstandsmitglied der ALZ Zürich, seit 2004 Präsidentin, und seit 1998 im Vorstand der Schweizerischen Alzheimervereinigung (Zentralvorstand). Sie hat die 2003 eröffnete Informations- und Beratungsstelle der ALZ Zürich wesentlich aufgebaut und bis heute geführt.

### Rosmarie Waldner
Dr. phil. II, hat an der Universität Zürich Biologie studiert. Danach hat sie eine journalistische Ausbildung absolviert und viele Jahre als Wissenschaftsredaktorin an einer Zürcher Tageszeitung gearbeitet. Heute ist sie als freie Journalistin tätig und engagiert sich unter anderem beim Zentrum für Technikfolgenabschätzung TA-SWISS. Bei der Stiftung Science et Cité hat sie den Runden Tisch Science et Cité lanciert und bisher vier derartige Projekte begleitet.

### Verena Wetzstein
Dr. theol., ist Studienleiterin für den Bereich Ethik an der Katholischen Akademie Freiburg im Breisgau und Wissenschaftliche Redakteurin der Zeitschrift für medizinische Ethik. Schwerpunkte ihrer Arbeit sind Themen der Lebensethik. Ihre Dissertation verfasste sie zum Thema Demenz und Ethik. Seit 2008 ist sie Mitglied im trägerübergreifenden Ethikrat des Bistums Trier.

# Interdisziplinärer Dialog -
# Ethik im Gesundheitswesen

In der modernen Medizin und Pflege nimmt der Wissenszuwachs über den Menschen rasant zu, was zu neuen Handlungsmöglichkeiten führt. Moralische Fragen werden dabei auf der individuellen und sozialen Ebene aufgeworfen: Welche der zur Verfügung stehenden Handlungsmöglichkeiten ist die einem Menschen angemessene? Wie weit soll der medizin-technische Fortschritt gehen, und wie lässt er sich von der Gesellschaft finanzieren und fair verteilen? Antworten auf diese den Menschen und die Gesellschaft in ihrem moralischen Kern betreffenden Fragen zu suchen, ist eine grosse ethische Herausforderung im Kontext einer pluralistischen Gesellschaft. Auf diesem Hintergrund ist der interdisziplinäre Dialog aller Betroffenen heute besonders dringlich. Er ist Voraussetzung für verantwortliches Handeln in Medizin und Pflege.

Die Buchreihe *Interdisziplinärer Dialog – Ethik im Gesundheitswesen* soll zu diesem Dialog einen aktiven Beitrag leisten. Publiziert werden Kongressberichte, Tagungsbände, Dissertationen, Festschriften etc., welche sich interdisziplinär mit moralischen Problemen und Fragestellungen des Gesundheitswesens auseinandersetzen. Ausserdem bietet die Reihe Platz für konkrete Handlungsvorschläge zu einzelnen Krankheitsbildern und verschiedenen Problemfeldern des Gesundheitswesens. Theorie und Praxis sollen gleichgewichtig zu Wort kommen. Es werden Manuskripte in deutscher, französischer und englischer Sprache aufgenommen.

Herausgegeben und wissenschaftlich verantwortet wird die Buchreihe vom *Interdisziplinären Institut für Ethik im Gesundheitswesen*, DIALOG ETHIK, das von Dr. theol. Ruth Baumann-Hölzle geleitet wird.

**DIALOG ETHIK**
Das Interdisziplinäre Institut für Ethik im Gesundheitswesen stellt sich vor.

Angesichts des medizin-technischen Fortschritts kommt es im Gesundheitswesen zunehmend zu ethischen Dilemmasituationen. Die Auseinandersetzung mit diesen Situationen ist dringlich und bedarf der interdisziplinären Bearbeitung. Auf dem Hintergrund dieser Problematik wurde 1999 das Institut DIALOG ETHIK gegründet, das jetzt von der Stiftung Dialog Ethik getragen und vom Förderverein Dialog Ethik unterstützt wird. Das interdisziplinär zusammengesetzte Institutsteam arbeitet an einer Kultur bewussten, ethischen Urteilsbildung, indem die persönlichen Kompetenzen der Handelnden, der interdisziplinäre Austausch im Gesundheitswesen und der öffentliche Diskurs zu den ethischen Fragen rund um Gesundheit und Krankheit gefördert, unterstützt und begleitet werden. Hierfür macht das Institut verschiedenste Angebote.

DIALOG ETHIK
Interdisziplinäres Institut für Ethik im Gesundheitswesen
Sonneggstrasse 88
CH-8006 Zürich
Tel. 044 252 42 01
Fax 044 252 42 13
Internet: www.dialog-ethik.ch; E-Mail: info@dialog-ethik.ch

# Interdisziplinärer Dialog - Ethik im Gesundheitswesen

Verzeichnis der bisher erschienenen Bände:

Band 1: Ethik-Forum des Universitäts-Spitals Zürich (USZ) (Hrsg.)
Medizin, religiöse Erfahrung und Ethik
Leben – Leiden – Sterben
2. überarbeitete Auflage. ISBN 978-3-03911-491-7. 2000, 2007.

Band 2: Ruth Baumann-Hölzle
Moderne Medizin – Chance und Bedrohung:
Eine Medizinethik entlang dem Lebensbogen
2. Auflage. ISBN 978-3-03911-492-4. 2001, 2007.

Band 3: Medizin-ethischer Arbeitskreis Neonatologie
des Universitätsspitals Zürich
An der Schwelle zum eigenen Leben:
Lebensentscheide am Lebensanfang bei zu früh geborenen,
kranken und behinderten Kindern in der Neonatologie
ISBN 3-03910-120-X. 2002; 2. Auflage: 2003.

Band 4: Ruth Baumann-Hölzle, Corinne Müri, Markus Christen
& Boris Bögli (Hrsg.)
Leben um jeden Preis?
Entscheidungsfindung in der Intensivmedizin
ISBN 3-03910-380-6. 2004.

Band 5: Max Baumann
Recht → Ethik → Medizin
Eine Einführung ins juristische Denken –
nicht nur für Ethiker und Mediziner
ISBN 3-03910-629-5. 2005.

Band 6: Christoph Rehmann-Sutter, Alberto Bondolfi, Johannes Fischer &
Margrit Leuthold (Hrsg.)
Beihilfe zum Suizid in der Schweiz
Beiträge aus Ethik, Recht und Medizin
ISBN 3-03910-838-7. 2006.

Band 7: Frank Haldemann, Hugues Poltier & Simone Romagnoli
(éds/Hrsg./cur.)
La bioéthique au carrefour des disciplines. Hommage à Alberto
Bondolfi à l'occasion de son 60ᵉ anniversaire / Bioethik im
Spannungsfeld der Disziplinen. Festschrift für Alberto Bondolfi zu
seinem 60. Geburtstag / La bioetica crocevia delle discipline.
Omaggio ad Alberto Bondolfi in occasione del suo 60° compleanno.
ISBN 3-03910-841-7. 2006.

Band 8: Denise C. Hürlimann, Ruth Baumann-Hölzle &
Hansjakob Müller (Hrsg.)
Der Beratungsprozess in der Pränatalen Diagnostik
ISBN 978-3-03911-699-7. 2008.

Band 9: Markus Christen, Corinna Osman & Ruth Baumann-Hölzle (Hrsg.)
Herausforderung Demenz
Spannungsfelder und Dilemmata in der Betreuung
demenzkranker Menschen
ISBN 978-3-0343-0379-8. 2010.